„Das hat mir geholfen" –
Schwermetallentgiftung

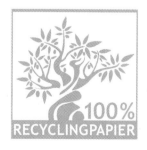

Peter Jennrich: „Das hat mir geholfen!" –
Schwermetallentgiftung als Basistherapie
bei chronischen Erkrankungen
© Aurum in J. Kamphausen
Mediengruppe GmbH, Bielefeld 2012
info@j-kamphausen.de

Lektorat: Anja Schemionek
Umschlaggestaltung: KleiDesign
Typografie/Satz: Wilfried Klei
Fotos: shutterstock, iStockphoto
Druck & Verarbeitung:
Westermann Druck Zwickau GmbH

www.weltinnenraum.de

2. Auflage 2013

Bibliografische Information der Deutschen Nationalbibliothek

Die Deutsche Nationalbibliothek verzeichnet diese
Publikation in der Deutschen Nationalbibliografie;
detaillierte bibliografische Daten sind im Internet
über **http://dnb.d-nb.de** abrufbar.

ISBN Printausgabe: 978-3-89901-661-1

ISBN E-Book: 978-3-89901-693-2

Dieses Buch wurde auf 100% Altpapier gedruckt und ist alterungsbeständig.
Weitere Informationen hierzu finden Sie unter www.weltinnenraum.de.

Bildnachweis Umschlag:
Großes Bild U1: shutterstock.de © Yuri Arcurs,
kleine Bilder: iStockphoto: © Mike Clarke, 2: © Gewoldi, 3: © mathieukor,
4: © garysludden; 5: © Eugene Bolyuh
Illustrationen Innenteil: panthermedia

„Das hat mir geholfen!"

Peter Jennrich

Schwermetallentgiftung
als Basistherapie bei chronischen Erkrankungen

AURUM

Danksagung

An dieser Stelle möchte ich mich bei allen bedanken,
die zum Gelingen dieses Buches beigetragen haben.
Das sind in erster Linie die Patienten, die ihre
Erlebnisse in einem Interview geschildert haben, und
Frau Dagmar Heib, die die Interviews geführt hat
sowie meine Praxismitarbeiter.

Vorwort von Jean Huss,

ehem. Berichterstatter der parlamentarischen
Versammlung des Europarats zu Fragen einer besseren
Prävention umweltbedingter Erkrankungen und zur
Frage der Gesundheitsbelastungen durch Schwermetalle
und Abgeordneter im Parlament Luxemburgs

Aus eigener Erfahrung weiß ich um die vielfältigen gesundheitlichen Auswirkungen, die von chronischen Schwermetallbelastungen ausgehen können. Vor rund zwanzig Jahren – ich
war als Politiker gerade dabei, mich gegen die Umweltbelastung
meiner Heimatregion durch die Schwermetallstäube der Stahl-
industrie einzusetzen – verschlechterte sich mein Gesundheitszustand immer schneller: chronische Entzündungen in Mund-,
Hals- und Darmbereich, Konzentrationsstörungen, Probleme
mit dem Kurzzeitgedächtnis, zunehmende Energielosigkeit,
Depressivität und Bluthochdruck traten auf. Außer zeitweiligen
Symptom-Linderungen brachten Arztbesuche keine wesentliche
Besserung. Mein Gesundheitszustand verschlechterte sich weiter, bis ich durch eigene intensive Nachforschungen über die
chronische Toxizität von Schwermetallen auf die Problematik
des Quecksilberamalgams in meinen zahlreichen Zahnfüllungen stieß. Die vielfältigen Krankheitssymptome, unter denen ich
seit mehreren Jahren zunehmend zu leiden hatte, entsprachen
sehr weitgehend dem Symptomkomplex, der in toxikologischen
Fachbüchern in Bezug auf eine chronische Quecksilberbelastung
beschrieben wurde. Laboranalysen bestätigten diesen Sachver-
halt! Nach erfolgter, relativ vorsichtiger Amalgam-Sanierung und

anschließender Entgiftung über Komplexbildner (Chelattherapie) verbesserte sich mein Gesundheitszustand so dramatisch, dass ich heute, 20 Jahre älter, mich eigentlich wesentlich besser fühle, als es damals der Fall war. Manchmal frage ich mich, was wohl aus mir geworden wäre, wenn Quecksilber und die übrigen Zahnmetalle in meinem Körper geblieben wären und es zur weiteren Akkumulation davon in Zellen und Geweben gekommen wäre.

Als Parlamentarier in den Umwelt- und Gesundheitsausschüssen der parlamentarischen Versammlung des Europarats in Straßburg bin ich davon überzeugt, dass es viele Menschen mit vielfältigen chronischen Erkrankungen gibt, die unter unentdeckten und unbehandelten Umweltgiften und Schwermetallbelastungen leiden und von daher gleichzeitig die nationalen Gesundheitskassen belasten. Auch bin ich der Meinung, dass wir die großen, um sich greifenden Zivilisationskrankheiten, wie zum Beispiel Krebs, Allergien, Herz- und Kreislauferkrankungen, psychiatrische und neurodegenerative Erkrankungen, nur in den Griff bekommen werden, wenn wir uns endlich verstärkt um deren Ursachen kümmern. Chronische Schwermetallbelastungen gehören sicherlich zu den großen Risiken, die unsere Gesundheit gefährden!

In diesem Sinne habe ich im Frühjahr 2011 einen entsprechenden Bericht für die parlamentarische Versammlung des Europarats geschrieben, wobei mir das erste Buch von Peter Jennrich: ‚Schwermetalle – Ursache von Zivilisationskrankheiten' eine vorzügliche Informationsquelle war.

Das nun vorliegende neue Buch und die darin geschilderten Einzelschicksale vermitteln einen Eindruck davon, welches Potential in der Diagnose und Therapie von chronischen Schwermetallbelastungen für den Einzelnen und für die Gesellschaft liegen kann. Es bleibt zu hoffen, dass immer mehr Ärzte und gesundheitspolitische Verantwortliche sich ohne Vorurteile mit diesem brisanten Thema befassen, damit endlich eine verstärkte Präventionspolitik zur Geltung kommt und damit jedem Schwermetall-Erkrankten der Zugang zu geeigneten Untersuchungs- und Behandlungsverfahren eröffnet wird.

Jean Huss

Luxemburg 2011

Einleitung

Jeder Mensch, der schon einmal durch eine Krankheit vorübergehend in seinem täglichen Leben eingeschränkt war, hat erfahren, wie wertvoll die eigene Gesundheit ist. Für viele Menschen gehört die Gesundheit deswegen auch zu den wichtigsten Merkmalen eines glücklichen Lebens. Doch was verstehen wir eigentlich unter Gesundheit? Die wohl bekannteste Definition der Gesundheit stammt von der Weltgesundheitsorganisation, deren Zweck im Übrigen laut Kapitel 1, Abs. 1 der WHO-Verfassung darin besteht, allen Völkern zur Erreichung des bestmöglichen Gesundheitszustandes zu verhelfen: „Gesundheit ist ein Zustand vollkommenen körperlichen, geistigen und sozialen Wohlbefindens und nicht allein das Fehlen von Krankheit und Gebrechen."

> „Gesundheit ist ein Zustand vollkommenen körperlichen, geistigen und sozialen Wohlbefindens und nicht allein das Fehlen von Krankheit und Gebrechen."
>
> *Weltgesundheitsorganisation (WHO)*

Das ist ein sehr hoher Anspruch. Selbst in Deutschland, das ja zu den reicheren Ländern der Erde gehört, gibt es nur sehr wenige Menschen, die man nach dieser Definition als gesund bezeichnen kann: Die Krankenkassen klagen seit Jahrzehnten über stetig steigende Ausgaben und viele Menschen leiden unter chronischen, nicht heilbaren Krankheiten.

Wer beginnt, nach den materiellen Ursachen für chronische Krankheiten zu suchen, der wird früher oder später auf das Thema Schwermetalle stoßen. Oft werden Metallbelastungen in Verbindung mit dem quecksilberhaltigen Zahnmaterial Amalgam gesehen, doch die Problematik der täglichen Schwermetallbelastung ist keineswegs nur auf die Zahnersatzmaterialien begrenzt.

Vielmehr gibt es im täglichen Leben eine Vielzahl von möglichen Quellen für die Aufnahme ganz unterschiedlicher Metalle. Welche Schäden dadurch auf Dauer im menschlichen Körper entstehen, wie sie erkannt und behandelt werden können, ist ein sehr spannender Bereich der Medizin, der in der täglichen ärztlichen Praxis bislang viel zu wenig beachtet wird. Dies ist umso unverständlicher, wenn man bedenkt, dass sich in den medizinischen Datenbanken hunderttausende Studien zum Thema Schwermetalle finden. Die Überschriften lassen erkennen, wie aktuell und eindrucksvoll die Problematik ist:

- Zusammenhänge zwischen Allergien und der Umweltverschmutzung durch Schwermetalle[1]
- Quecksilber, Fischöl und Herzinfarkt-Risiko[2]
- Autismus – eine neue Form der Quecksilbervergiftung[3]
- Konzentration von Cadmium, Blei und Quecksilber in menschlichen Gehirntumoren[4]
- Östrogenartige Wirkung von Metallen auf Brustkrebszellen[5]
- Blei im Blut und Depressionen, Panikattacken und Angststörungen bei jungen Erwachsenen[6]
- Dosis-Wirkungsbeziehung zwischen dem Auftreten von Gehirndurchblutungsstörungen und der Aufnahme von anorganischem Arsen[7]
- Zusammenhang zwischen Cadmium, Bluthochdruck und Diabetes[8]
- Multiple Sklerose und Schwermetalle[9]
- Metallvergiftung der Nahrung[10]
- Die tägliche Aufnahme von Blei, Cadmium, Kupfer und Zink durch Trinkwasser[11]
- Die tägliche Schwermetall-Aufnahme von Kindern durch Milch und Milchprodukte[12]
- Giftigkeit von Metallen im zentralen Nervensystem[13]
- DMSA und DMPS – wasserlösliche Gegengifte bei Schwermetallvergiftungen[14]
- Metall-Chelattherapie für Alzheimer Patienten[15]

Hinter diesen Überschriften verbergen sich Erkenntnisse, die bis in den Zellkern hinein beschreiben, wie Metalle auf Menschen einwirken, wie häufig sie im täglichen Leben vorkommen, welche Krankheiten sie auslösen und wie sie behandelt werden können. Wer etwas schwärmerisch veranlagt ist, könnte auch sagen, in diesen Studien verberge sich ein wahrer Schatz. Ein Schatz, der Linderung und Heilung für viele chronisch Kranke verheißt, die an unerklärlichen oder unheilbaren Krankheiten leiden. In meinem ersten Buch ‚SCHWERMETALLE – Ursache für Zivilisationskrankheiten' habe ich bereits viele Zusammenhänge aufgezeigt und erklärt. Jetzt ist es an der Zeit über die Erfahrungen zu berichten, die mit der Schwermetallentgiftung gemacht werden können. Das vorliegende Buch zeigt an Patientenbeispielen, dass die Theorie auch von praktischem Nutzen für die Behandlung vieler Krankheiten ist. Bevor jedoch die Betroffenen zu Wort kommen, werde ich auf den folgenden Seiten einige einführende Informationen geben, die ein besseres Verständnis der Problematik von Schwermetallvergiftungen ermöglichen sollen.

Der menschliche Körper – ein Abbild seiner Umwelt

Wenn man bedenkt, dass Mensch und Umwelt nicht voneinander zu trennen sind, ist sehr schnell klar, warum die Verschmutzung der Umwelt sich direkt auf den Menschen auswirken muss. Der Mensch kann nicht isoliert von seiner Umgebung betrachtet werden. Vielmehr verkörpert der menschliche Körper seine Umwelt in komprimierter Form. Dadurch hat das Verhalten des Menschen gegenüber seiner Umgebung auch direkte Konsequenzen für ihn selbst.

Der menschliche Körper ist komprimierte Umwelt.

Der menschliche Körper besteht aus den Elementen, die auf der Erde anzutreffen sind: Wasser, Sauerstoff, Kohlenstoff, Mineralien und vielen weiteren. Besonders das Wasser, die Luft und die Ernährung haben dabei eine besondere Bedeutung. Verschmutzt der Mensch das Wasser, verschmutzt er letztlich auch sich selbst. Wer glaubt, radioaktive Abfälle einfach auf dem Meeresboden versenken zu können, ohne dass dies Auswirkungen für die menschliche Gesundheit hat, der ignoriert die Zusammenhänge, die für das Leben auf der Erde von Bedeutung sind.

Die Luft ist ebenso wichtig: Alles, was wir einatmen, gelangt relativ ungefiltert in den menschlichen Körper. Das Licht der Sonne ermöglicht den Pflanzen (mit ihrem grünen Farbstoff Chlorophyll) Sauerstoff zu produzieren, der für Menschen und Tiere absolut lebensnotwendig ist. Eine hundert Jahre alte Buche setzt pro Stunde etwa 1,7 Kilogramm Sauerstoff frei. Das ist so viel, wie fünfzig Menschen in einer Stunde zum Atmen benötigen. Doch es geht noch weiter: Ein Hektar Buchenwald kann jährlich rund 70 Tonnen Staub aus der Luft herausfiltern.

Und die Ernährung soll unseren Energiehaushalt im Körper sichern und alle Stoffe liefern, die der Körper darüber hinaus braucht. Alles, was wir schlucken, wird in den Körper eingebaut. Und als Teil der Natur ist der Mensch nicht darauf eingerichtet, Künstliches und Fremdes, was in unsere Nahrung gelangt ist, gezielt herauszusortieren. Doch Pflanzen wachsen auf Böden, die der Mensch verschmutzt hat. Die Tiere wiederum fressen Pflanzen. Und der Mensch isst Pflanzen und Tiere oder tierische Produkte und sammelt damit genau das in seinem Körper, womit er den Boden verschmutzt hat.

So wie der Mensch mit seiner Umwelt umgeht, so geht er also mit seinen Lebensgrundlagen und letztendlich mit sich selbst um. Das bedeutet aber auch, dass der Mensch der Umwelt nicht hilflos ausgeliefert ist. Vielmehr nimmt er direkten Einfluss auf seine Umwelt, und so wie er mit seiner Umwelt umgeht, so wirkt sie wieder auf ihn zurück. Das gilt im Kleinen wie im Großen. Die kleine Umwelt des Menschen ist seine Wohnung oder sein Haus. Hält der Mensch seine Wohnung nicht sauber, lüftet und reinigt er sie nicht regelmäßig, lässt er seine Abfälle und seinen Müll in der Wohnung liegen, so wird sich bald Schimmel bilden, der zum gesundheitlichen Problem wird. Im Hinblick auf unsere große Umwelt gilt das Gleiche: Verschmutzt der

> Viele zerbrechen sich den Kopf darüber, wie man die Menschheit ändern könnte, aber kein Mensch denkt daran, sich selbst zu ändern.
> *Leo Tolstoi*

Mensch seine ‚Mutter Erde‘, so verschmutzt er seine Lebensgrundlage und empfängt wieder seinen eigenen Schmutz, wodurch er krank werden kann. Wir selbst gestalten unsere Umwelt und diese wirkt wieder auf uns ein. Darin liegen unsere Chance, unsere Freiheit und die Verantwortung für unser Leben und für das Leben um uns herum. Wenn wir zu einer sauberen, friedvollen und gesunden Umwelt beitragen wollen, dann fangen wir am besten bei uns selbst an.

Chronische Schwermetallbelastung – der Regelfall

Oftmals wundern sich die Patienten, wenn bei ihnen im Zuge einer gründlichen Untersuchung Schwermetalle gefunden werden, da sie sich in ihren Augen immer gesund ernährt haben. Darauf antworte ich gerne, dass es Untersuchungen vom tiefen und alten Eis auf Grönland gibt, die Rückschlüsse zulassen auf die Bleikonzentrationen der Luft vom Jahr 800 vor Christi Geburt bis in das 20. Jahrhundert hinein. Diese Untersuchungen zeigen einen sprunghaften Anstieg der Bleibelastung ab der Mitte des 20. Jahrhunderts[16]. Wenn in dieser abgeschiedenen und unwegsamen Region der Erde die Bleikonzentration als Folge der zunehmenden Umweltvergiftung messbar ansteigt, warum sollten wir in einem dichtbesiedelten und hochindustrialisierten Land wie Deutschland, das die Umweltverschmutzung und -zerstörung mit verursacht, davon nichts abbekommen? Diese saloppe Erklärung lässt sich durch viele detaillierte Untersuchungen belegen. Mehrere voneinander unabhängige Wissenschaftler haben die durchschnittliche tägliche Schwermetallaufnahme durch Luft, Wasser und Nahrung berechnet. Die Mengenangaben für Blei, Quecksilber, Cadmium, Nickel und Arsen unterscheiden sich zwar von Autor zu Autor, Übereinstimmung besteht jedoch darin, dass wir es im täglichen Leben nicht nur mit einem Metall, sondern mit einer ganzen Reihe von potentiell toxischen (giftigen) Metallen zu tun haben. Sogar der medizinische Dienst der Krankenversicherer (MDK) ist mittlerweile zu dem Schluss gekommen, dass bei allen, insbesondere älteren Menschen in Europa, eine Schwermetallbelastung durch Ernährung und Inhalation von Schadstoffen vorliegt[17]. Denn leider werden die vielen vom Körper aufgenommenen Metalle meist nicht sofort wieder entgiftet, sondern über Monate, Jahre und Jahrzehnte hinweg angereichert. Diese Ansammlung von giftigen Metallen im menschlichen Körper macht deutlich, warum sich aus der wiederholten oder lang andauernden Zufuhr von geringen Mengen Blei oder Quecksilber im Laufe der Zeit Gesundheitsschäden entwickeln können.

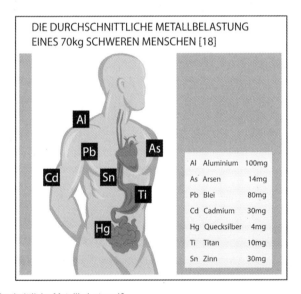

DIE DURCHSCHNITTLICHE METALLBELASTUNG
EINES 70kg SCHWEREN MENSCHEN [18]

Al	Aluminium	100mg
As	Arsen	14mg
Pb	Blei	80mg
Cd	Cadmium	30mg
Hg	Quecksilber	4mg
Ti	Titan	10mg
Sn	Zinn	30mg

Durchschnittliche Metallbelastung[18]

Dies wirft die Frage nach sicheren Grenzwerten auf. Die Bemessung der Grenzwerte richtet sich nach wissenschaftlichen Erkenntnissen und soll allgemein empfindliche Personen bestmöglich schützen. Da bei der Grenzwertbestimmung meist jedes Metall für sich allein untersucht wird, geht man hier von falschen

Idealbedingungen aus: Die tägliche Mehrfachbelastung mit unterschiedlichen Metallen wird einfach ignoriert. So kann man wirklich sichere Grenzwerte nicht finden. Wenn man sich hinter den Einzel-Grenzwerten versteckt, dann wiegt man sich in falscher Sicherheit und Gefahren für die Gesundheit durch giftige Metalle sind im Rahmen vieler vermeintlich sicherer Einzel-Grenzwerte durchaus möglich. An den Patientenbeispielen in diesem Buch kann man sehen, dass chronische Metallbelastungen ohne besondere Arbeitsplatzbelastung erreicht werden und zu schweren Krankheiten führen können. Leider sehen die Kostenträger und die Verantwortlichen in der Gesundheitspolitik dieses Problem nicht – oder sie wollen es nicht sehen. Wahrscheinlich verlassen sie sich einfach nur auf die Grenzwerte und einige stichprobenartige Untersuchungen durch das Umweltbundesamt.

Im krassen Gegensatz zu den vermeintlich sicheren Einzel-Grenzwerten der Schwermetalle stehen Forschungsergebnisse, die Wechselwirkungen von niedrig dosierten Schwermetallen zeigen. So kam die amerikanische Food and Drug Administration (FDA) bei der Suche nach Zusammenhängen zwischen Schwermetallen und Krebs zu dem Ergebnis, dass die gemeinsame Wirkung verschiedener Metalle größer sein kann, als die Summe ihrer Einzelwirkungen[19]. Inzwischen weiß man auch, dass eine völlig ungiftige Menge Blei in Kombination mit einer ungiftigen Menge Quecksilber oder Cadmium hochtoxische Wirkungen haben kann[20]. Würde man diese wissenschaftlichen Untersuchungen ernst nehmen, so müsste man eigentlich davon ausgehen, dass es bei der bekannten täglichen Mehrfachbelastung mit schädlichen Metallen gar keine sicheren Grenzwerte mehr gibt. Noch komplexer wird die Sachlage durch weitere Umweltgifte wie Pestizide, Fungizide, Düngemittel, Konservierungsmittel, Desinfektionsmittel und viele weitere Chemikalien, die wir täglich um uns haben. Wer nur auf eine einzelne gesundheitsschädigende Substanz blickt und für diese Substanz einen sicheren Grenzwert festlegt, ohne eine ausreichende Berücksichtigung der Wechselwirkungen mit anderen Substanzen, der bringt sich und andere in unnötige Gefahr.

Neben den Mehrfachbelastungen ist die schleichende Vergiftung durch Schwermetalle ein weiterer Risikofaktor für die menschliche Gesundheit, der kaum beachtet wird. Bei der Einschätzung der Giftigkeit eines Metalls unterscheidet man grundsätzlich zwischen der akuten und der chronischen Wirkung. Die **akute Toxizität** beschreibt die Giftwirkung eines Metalls wie Quecksilber oder Blei nach Aufnahme einer einzigen Dosis des Metalls innerhalb eines kurzen Zeitraumes. Die **chronische Toxizität** hingegen befasst sich mit der schädlichen Wirkung eines Metalls, die durch die Aufnahme mehrerer niedrig dosierter Mengen ausgelöst wird und immer erst nach einer symptomfreien Latenzzeit aufritt. Der Zeitraum, der zwischen dem Beginn der ersten Aufnahme eines Metalls bis zum Ausbruch einer Krankheit liegt, kann dabei mehrere Jahre und sogar Jahrzehnte betragen. Dies erschwert das Erkennen des Zusammenhangs zwischen auslösender Ursache und krankmachender Wirkung. Wesentlich einfacher lässt sich die akute Toxizität beobachten und auswerten. Sie ermöglicht Aussagen über die einmalige Menge eines Metalls wie zum Beispiel Quecksilber, die ein Mensch ertragen kann, ohne davon sofort krank zu werden. Darin liegt aber auch eine Gefahr: Beachtet man nur die akute Toxizität eines Schwermetalls, so kann dies zur Verharmlosung der Wirkungen von Quecksilber, Blei und Cadmium auf die Gesundheit führen.

> Diagnose und Behandlung von chronischen Metallbelastungen sind für jeden Arzt und Heilpraktiker einfach zu erlernen. Allerdings muss man dazu bereit sein über seinen Tellerrand hinauszublicken und seinen Horizont zu erweitern.

Da die aufgenommene Menge eines Metalls pro Tag selten eine Konzentration erreicht, die sofort giftig ist, könnte man zu dem falschen Schluss kommen, dass die Quecksilberkonzentration im Fisch, die Cadmiumbelastung im gedüngten Gemüse oder die Bleikonzentration im Trinkwasser auch auf Dauer ungefährlich sind. Verlässt man sich also allein darauf, dass die tägliche Schwermetallbelastung nicht ausreicht, um den menschlichen Körper sofort zu schädigen, übersieht man dabei allzu leicht die Langzeitfolgen der Schwermetalle: Quecksilber zum Beispiel kann durch die wiederholte Zufuhr geringer akut ungiftiger Mengen erst nach vielen Jahren zu schweren Gesundheitsschäden führen. Da Schwermetalle über Jahrzehnte hinweg im Körper gespeichert werden können, steigt mit den Jahren auch das Risiko der Schwermetallvergiftung – also der durch Schwermetalle ausgelösten Beschwerden und Krankheiten – an. Dementsprechend geben Einzel-Grenzwerte, die die chronische Toxizität nicht berücksichtigen, keinen zuverlässigen Schutz.

> „Ein individuell gesundheitlich annehmbarer Betrag einer Wasserverunreinigung, zusammen mit einer einzeln tolerierbaren Menge einer Luft- und Lebensmittelverunreinigung, (…) können eine in der Gesamtheit unannehmbare Umwelt schaffen."
>
> *Friedrich Bär, Toxikologe*

Der deutsche Chemiker und Nobelpreisträger Fritz Haber hatte Anfang des 20. Jahrhunderts eine Formel entwickelt, die den Zusammenhang zwischen Einwirkzeit, Konzentration und der Wirkung eines gesundheitsgefährdenden Stoffes auf ein Lebewesen beschreibt, die nach ihm benannte Habersche Regel (siehe Kasten). Diese Regel gilt bei allen gesundheitsgefährdenden Stoffen, die sich im Körper ansammeln können, sogenannte Kumulationsgifte,

> **Habersche Regel**
>
> $c \times t = k$
>
> Konzentration = c; Einwirkzeit = t; konstante Wirkung = k

dazu gehören zum Beispiel Blei, Cadmium, Quecksilber und alle krebserregenden Stoffe. Die Formel besagt, dass ein Stoff bei hoher Dosis und kurzer Einwirkzeit dieselbe Reaktion bei einem Lebewesen auslösen kann, wie bei geringer Dosis und langer Einwirkzeit. Das bedeutet, dass bei ständiger Zufuhr einer geringen und vermeintlich ungiftigen Dosis eines speicherbaren, gesundheitsgefährdenden Stoffes seine Giftigkeit mit der Zeit ansteigt. Die Wirkung, die dann eintritt, kann eine schwere Krankheit sein und zum Tod führen. Anders gesagt: Wenn von einer Substanz bekannt ist, dass sie in hoher Konzentration giftig ist oder Krebs erzeugt und dass sie im menschlichen Körper gespeichert werden kann, dann ist davon auszugehen, dass auch die langfristige Zufuhr geringer Mengen dieser Substanz giftig ist. Dies gilt es zu bedenken, wenn man zum Beispiel die vorhandenen Quecksilbermengen in Amalgam-Füllungen, Impfstoffen, Kosmetika, Energiesparlampen und Fischen, die allesamt auf uns einwirken, richtig bewerten will.

Doch ähnlich wie die Mehrfachexposition wird auch diese chronische Toxizität von Schwermetallen wie ein Tabuthema behandelt: Die chronische Schwermetallbelastung und ihre gesundheitlichen Folgen werden von den ärztlichen Fachgesellschaften konsequent ignoriert. Selbst wenn die erfolgreiche Beseitigung einer Schwermetallbelastung bei einem schwer

> „Wachsende Berge von wissenschaftlichen Fakten beschreiben das erhebliche Schadensausmaß, das Homo sapiens, also der „besonders kluge, weise, vorausschauende Mensch", dieser Erde, ihren Lebewesen und sich selbst schon zugefügt hat. Der angerichtete Schaden zeugt von dessen aggressiver Herrschsucht und von einem Ausbeutungstrieb, der weit über die Existenzsicherung bei allen anderen Lebewesen hinausgeht. Nur noch selten sind Fachwissen oder politisches Handeln mit moralischethischem Denken verbunden." Zu dieser Feststellung kam Prof. Dr. Wassermann, damaliger Leiter des toxikologischen Instituts der Universität Kiel bereits 1989. In einem Interview mit dem ‚Stern' sagte er, dass „… schon seit 40 Jahren unabhängige Toxikologen vor der toxischen Gesamtsituation warnen, die gefährlicher ist, als naive Grenzwerte, Höchstmengen etc. vortäuschen."

kranken Menschen eindeutig zu dessen Gesundung beitrug – wie anhand einiger Beispiele in diesem Buch gezeigt –, so wird dies doch von den Spezialisten nicht wahrgenommen. Was wäre hingegen, wenn es ein neues Medikament gegen Multiple Sklerose gäbe, das in Einzelfällen bereits sehr gut wirksam zu sein scheint? Es würde viel Energie und Aufmerksamkeit investiert, um dessen therapeutisches Potential weiter auszuloten – und es letztendlich zu vermarkten! Anders jedoch bei der Diagnose und Therapie chronischer Metallbelastungen. Hier scheint das Interesse gleich Null zu sein oder sie wird ohne eigene vorherige Prüfung sofort abgelehnt als Folge von Unkenntnis und Vorurteilen. So musste sich schon so mancher Patient Beleidigungen anhören, nur weil er es wagte, die vom Arzt vorgeschlagene aggressive Therapie zu hinterfragen und das Thema Schwermetallbelastung im Gespräch anzuschneiden. Das zeugt leider von einem skandalösen Unwissen der jeweiligen Mediziner, gepaart mit einer ungeheuren Ignoranz den bereits vorliegenden Forschungsergebnissen gegenüber, denn es gibt unzählige Studien, die die Bedeutung von Schwermetallen als Ursache oder Mit-Auslöser von Bluthochdruck, Depressionen, Allergien und allen anderen Zivilisationskrankheiten belegen[21].

Im Gegensatz zur Medizin wird die Thematik von der Politik zwar nicht völlig ignoriert, allerdings werden auch hier von den zuständigen Institutionen die machbaren und nötigen Konsequenzen nicht gezogen. So führt das Umweltbundesamt mit einer eigens dafür ins Leben gerufenen Kommission das Projekt ‚Human Biomonitoring' durch. Dabei werden im Abstand von mehreren Jahren Erhebungen durchgeführt, um die Konzentration von potentiell toxischen Metallen im Blut und Urin einer Bevölkerungsgruppe von jeweils ca. 4.000 Personen zu messen. Das Human Biomonitoring zeigt, dass man bereits bei Kindern Antimon, Arsen, Blei, Cadmium, Nickel, Quecksilber, Thallium und Uran in Blut und Urin nachweisen kann. Was sich daraus bei diesen Kindern im Verlauf ihres Lebens entwickeln kann, ist nicht mit letzter Sicherheit vorauszusagen. Eins dürfte jedoch klar sein: Gesundheitsfördernd ist es gewiss nicht. Metalle, die sich bereits im kindlichen Organismus anreichern, werden für neurologische Entwicklungsstörungen, Allergien, Tumoren, für hohen Blutdruck und viele Nervenkrankheiten mitverantwortlich gemacht. Das Risiko, dass die betroffenen Kinder im Laufe ihres Lebens unter mindestens einer dieser Krankheiten leiden werden, dürfte entsprechend der Haberschen Regel und den Erkenntnissen um die Auswirkung von Mehrfachbelastungen erhöht sein. Das Interessante hierbei: Die Regel ist, dass bei jedem Kind und jedem Erwachsenen in Deutschland und in ganz Europa eine Schwermetallbelastung nachgewiesen werden kann. Es ist die große Ausnahme, wenn bei einem Menschen keine Metalle gemessen werden. Natürlich wird nicht jeder Mensch durch die Belastung krank, so wie auch nicht jeder Raucher durch das Rauchen krank wird. Allerdings ist in Hinblick auf viele wissenschaftliche Forschungsergebnisse davon auszugehen, dass potentiell toxische Metalle ein Risikofaktor für viele Krankheiten sind. Wer Worte wie Vorbeugung oder Prävention ernst nimmt, sollte sich also auch mit dem Thema der chronischen Schwermetallbelastung beschäftigen.

Die Zivilisationskrankheiten sind auf dem Vormarsch

Zu den traurigen Wahrzeichen der westlichen Lebensweise gehören die sogenannten Zivilisationskrankheiten. Diese führen zu teils massiven und lang andauernden Einschränkungen der Lebensqualität und letztendlich häufig zum Tod. Es handelt sich dabei um chronische Krankheiten, die nicht ansteckend und bis zu einem gewissen Grad vermeidbar sind. Sie stellen eine erhebliche Belastung für den Einzelnen und die Gesellschaft dar. Dies gilt insbesondere für Krankheiten wie Fettleibigkeit, Diabetes, Herz-Kreislauf-Erkrankungen, Krebs, Demenz, Zahnerkrankungen und Osteoporose. Allein die Zahl der Diabetiker in Deutschland liegt bei mehreren Millionen. Neben diesen offiziell bekannten Erkrankungszahlen (2005) geht man von einer Dunkelziffer von 40 bis 50 % unerkannter Diabetiker aus. Demnach dürfte die tatsächliche Zahl in Deutschland mindestens sieben bis acht Millionen betragen, was bedeutet, dass etwa jeder zehnte Bundesbürger betroffen ist[22].

Noch schlechter sieht es bei den Herz-Kreislauf-Erkrankungen aus. Die Gefäßverkalkung ist ein chronischer Prozess, der sich über Jahre und Jahrzehnte hinweg entwickelt. Typische Folgeerkrankungen sind Schlaganfall, Herzinfarkt und Durchblutungsstörungen der Beine. Die Arteriosklerose ist die häufigste Wohlstandserkrankung der westlichen Welt und aufgrund ihrer Folgekrankheiten auch die häufigste Todesursache in den Industrieländern. Die zweithäufigste Todesursache in Deutschland sind die Krebserkrankungen. Aktuelle Zahlen sagen, dass mittlerweile jeder vierte Deutsche an Krebs stirbt. Die Prognose ist düster: Bis zum Jahr 2030 soll sich laut Vorhersagen von Experten die Zahl der Krebserkrankungen verdoppeln[23].

Ebenfalls auf dem Vormarsch sind die Erkrankungen des Nervensystems. Ein Grund zur Sorge vor dem Alter ist für viele Menschen die Angst, ihr Leben nicht mehr kontrollieren zu können und anderen Menschen zur Last zu fallen. Zu den häufigsten Ursachen, die zu Hilflosigkeit und Pflegebedürftigkeit führen, gehören die Demenzerkrankungen, die kontinuierlich zunehmen: So waren von den Mitgliedern der BARMER GEK Krankenkasse, die im Jahr 2009 älter als 60 Jahre waren und verstarben, 47 % der Frauen und 29 % der Männer demenzkrank. 90 % dieser Demenzkranken waren pflegebedürftig.

Todesursache	deutsche Bezeichnung	Anzahl der Verstorbenen
Chronische ischämische Herzkrankheit	Arteriosklerose am Herzen	73 899
Akuter Myokardinfarkt	Herzinfarkt	56 226
Herzinsuffizienz	Herzschwäche	48 954
Bösartige Neubildung der Bronchien und der Lunge	Lungenkrebs	42 221
Schlaganfall, nicht als Blutung oder Infarkt bezeichnet	Hirnschlag	25 425
Sonstige chronische obstruktive Lungenkrankheiten	Raucherhusten	25 216
Pneumonie, Erreger nicht näher bezeichnet	Lungenentzündung	21 029
Hypertensive Herzkrankheit	Herzvergrößerung	19 771
Bösartige Neubildung des Dickdarmes	Darmkrebs	17 501
Bösartige Neubildung der Brustdrüse (Mamma)	Brustkrebs	17 197

Sterbefälle insgesamt 2009 nach den zehn häufigsten Todesursachen[24]

Als weitere Wohlstandskrankheit gelten die Allergien. Ihre Häufigkeit hat in den letzten Jahrzehnten dramatisch zugenommen. In Deutschland leiden heute etwa 15 bis 25 % der Bevölkerung an allergischen Erkrankungen, rund ein Drittel weist Sensibilisierungen gegenüber irgendwelchen Allergenen auf. Hierdurch können erhebliche Beeinträchtigungen der Lebensqualität entstehen: juckende Haut, gerötete Augen, trockene oder brennende Schleimhäute, Luftnot, Verdauungsbeschwerden und Migräne gehören für viele Allergiker zur Tagesordnung.

Auch die Osteoporose (Knochenschwund) gehört zu den zehn häufigsten Volkskrankheiten. In Deutschland leiden mehr als acht Millionen Menschen unter Osteoporose. In Europa hat fast jede fünfte Frau mit den Folgen von ein oder mehreren durch Osteoporose bedingten Wirbelbrüchen zu kämpfen.

Doch nicht nur die Zahl der Krankheiten sondern auch die durchschnittliche Lebenserwartung steigt an. Natürlich ist es wenig erstrebenswert alt und krank zu werden und auf viele Medikamente oder dauerhafte Pflege angewiesen zu sein. Die Frage ist deshalb, wie die Gesundheit auch im Alter erhalten bleiben kann. Wer im Alter nicht krank sein möchte, ist gut beraten, wenn er bereits früh in seinem Leben beginnt auf seine Gesundheit zu achten. Und dabei ist Gesundheit nicht allein auf den Körper bezogen. Da der Zustand des Körpers das Ergebnis unserer Lebensweise, unserer Gedanken, Gefühle, Gewohnheiten, unserer Worte und Werke ist, zählt ein friedliches Zusammenleben von Menschen, Natur und Tieren zu den Grundlagen der Gesundheit, gemäß der goldenen Lebensregel „Was Du willst, das man Dir tu, das tue Du zuerst!". Auf körperlicher Ebene sind die Umwelteinflüsse Risikofaktor Nummer eins. Im weitesten Sinne zählen dazu auch der Bewegungsmangel und die Fehlernährung, im engeren Sinne die unzähligen Umweltschadstoffe.

Schwermetalle – die schädlichsten Substanzen weltweit

Die amerikanische Agentur für toxische Substanzen und Krankheitsregistrierung (Agency for toxic substances and disease registry ATSDR) hat in Zusammenarbeit mit der amerikanischen Umweltschutzbehörde (Environmental Protection Agency, kurz EPA) eine Liste der schädlichsten Substanzen für die menschliche Gesundheit zu erstellen (siehe Kasten). Diese entspricht jedoch nicht der Liste der giftigsten Substanzen, denn bei dieser Liste wurde mitberücksichtigt, wie häufig ein Mensch mit diesen Substanzen in Berührung kommt. Je häufiger eine giftige Substanz in unserer Umwelt vorkommt, desto höher rutscht sie auf der Liste.

So kommt Arsen in Wasser und Trinkwasser vor und wird in Fischen, Algen, Garnelen und anderen Meeresbewohnern angereichert. Die Hauptquelle für Arsen stammt aus der Verbrennung fossiler Brennstoffe. Dadurch wurden allein in Deutschland im Jahr 1990 120 Tonnen Arsen freigesetzt[25]. Den zweiten Platz auf der Liste der

Aktuelle Liste der schädlichsten Substanzen für die menschliche Gesundheit
Quelle: ATSDR/EPA, 2007, insgesamt 275 Substanzen)

1. Arsen
2. Blei
3. Quecksilber
.....
7. Cadmium:
.....
53. Nickel
....
77. Chrom
...
123. Methylquecksilber
...
128. Kupfer
...
180. Palladium
...
214. Silber
....
244. Formaldehyd

schädlichsten Substanzen belegt Blei, gefolgt von Quecksilber. Das als krebserregend und oft als besonders gefährlich eingestufte Formaldehyd liegt auf Rang 244. So kann man also ohne Übertreibung sagen, dass toxische Metalle und Halbmetalle aufgrund ihrer Giftigkeit und Häufigkeit als die schädlichsten Substanzen weltweit gelten.

Gefahr erkannt, Gefahr gebannt? Die enttäuschende Antwort lautet leider nein. So hat Ende 2010 der Council of European Dentists (CED) unter Mitwirkung der deutschen Kassenzahnärztlichen Bundesvereinigung einstimmig eine neue Stellungnahme zu Zahnamalgam verabschiedet[26]. Darin wird betont, dass Zahnamalgam trotz seines hohen Quecksilberanteils, ein sicherer Wirkstoff sei. Wegen seiner einfachen Handhabung, langen Lebensdauer und aus Wirtschaftlichkeitsgründen bleibt Amalgam nach Ansicht der Kassenzahnärzte das beste Füllmaterial für viele Zahnrestaurationen. Dennoch kommt mit jeder Amalgam-Füllung die drittschädlichste Substanz der Welt in den Körper des betreffenden Patienten!

Die Stellungnahme der Kassenzahnärzte steht in krassem Gegensatz zu einer Erklärung des Weltärztebundes. Diese freiwillige Standesvertretung der Ärzte setzt sich aus den nationalen Ärzteorganisationen zusammen. Weltweit gehören dem Weltärztebund mehr als drei Millionen Ärzte an, die einen Eid darauf abgelegt haben, die Interessen ihrer Patienten in den Vordergrund zu stellen und sich für die bestmögliche gesundheitliche Versorgung für alle einzusetzen. Im Herbst 2008 hat der Weltärztebund eine Erklärung zur Verringerung der weltweiten Quecksilberbelastung veröffentlicht. Darin fordern die Mediziner nicht nur dazu auf, Patienten über das Gesundheitsrisiko durch Quecksilberbelastung in Fischen zu informieren, sondern sie rufen auch alle Ärzte auf, Lösungen zu suchen, um die Verwendung quecksilberhaltiger Produkte zu beenden. Leider scheinen die europäischen Zahnärzte davon keine Kenntnis zu nehmen.

Wie wirken giftige Metalle im menschlichen Körper?

Der Begriff Schwermetalle wird von den meisten Menschen eher als unangenehm, ungesund und gefährlich bewertet, auch wenn dem Einzelnen nicht im Detail bekannt ist, wie giftige Metalle im Körper wirken. Am Beispiel von Blei möchte ich ein paar allgemeine Wirkungen darstellen, bevor wir die Giftwirkungen der Schwermetalle genauer anschauen.

Auf Platz zwei der Liste der schädlichsten Substanzen (s. S. 27) steht Blei. Eine lang andauernde und niedrig dosierte Bleibelastung kann eine Vielzahl von Vergiftungserscheinungen an unterschiedlichen Organen hervorrufen: Die Schädigung des Nervensystems durch Blei kann zu krankhaften Veränderungen des Gehirns führen, die sich in Gangunsicherheit, Bewusstseinsstörungen und Krampfanfällen äußert (ähnlich der Symptome einer Amyotrophen Lateralsklerose ALS). Auf psychischer Ebene kommt es zu erhöhter Reizbarkeit, innerer Anspannung, Aggressivität, Konzentrationsstörungen, Ängstlichkeit, Müdigkeit, Depressionen und einer Zunahme zwischenmenschlicher Probleme. Neben der Schädigung des Gehirns führt Blei auch zu Störungen im übrigen Nervensystem. In schweren Fällen kommt es zur Lähmung der Muskulatur, bevorzugt an der dominanten ‚Schreib-Hand'. In geringer Konzentration führt Blei zu einer Muskelschwäche der oberen Extremitäten, die sich z. B. in einem abgeschwächten Griff äußern. Außerdem kommt es zu unangenehmen Kribbeln und Taubheit in Armen und Beinen, zu Muskelschmerzen, zur

Stellungnahme des Weltärztebundes zur Reduzierung der weltweiten Quecksilberbelastung aus dem Jahr 2008

Weltweit sollten Ärzte

- dafür Sorge tragen, dass quecksilberhaltige Produkte in ihren Praxen und im klinischen Gebrauch, einschließlich Thermometer, Blutdruckmessgeräte, Magen-Darmsonden, Batterien, Lampen, elektrische Geräte, Thermostate, Druckanzeiger und andere Laborreagenzien und -vorrichtungen beseitigt werden.

- sicherstellen, dass örtliche Krankenhäuser und medizinische Einrichtungen einen Plan haben, um Quellen der Quecksilberbelastung an ihrem Arbeitsplatz zu ermitteln, eine Selbstverpflichtung zur Verringerung des Quecksilberverbrauches besitzen sowie eine Strategie zum Umgang mit Quecksilber einschließlich Wiederverwertung, Entsorgung und Mitarbeiterschulung verfolgen.

- örtliche Krankenhäuser und medizinische Einrichtungen darin bestärken, quecksilberhaltige Produkte stufenweise abzuschaffen und auf quecksilberfreie Produkte überzugehen.

- Patienten über die lokalen und nationalen Empfehlungen zum Fischverbrauch beraten, die dazu geschaffen wurden, die Quecksilberbelastung von Kindern und Frauen im gebärfähigen Alter zu verringern.

Beeinträchtigung der Schmerzwahrnehmung und der Sensibilität der Finger sowie zu Störungen des Vibrationsempfindens an Händen und Zehen. Blei besitzt auch die Fähigkeit, Störungen im Hormonhaushalt hervorzurufen, die zu einer Schilddrüsenunterfunktion, einem Vitamin-D-Mangel, einer Verringerung der Geschlechtshormone und des blutbildenden Hormons Erythropoetin führen. Die Blutbildung wird durch Blei auch direkt im Knochenmark geschädigt, da Blei größtenteils im Knochen gespeichert wird. Eine typische Folge der chronischen Bleibelastung ist somit auch eine Blutarmut. Da Blei in Konkurrenz mit Calcium tritt (s. u.), kann es auch zu Calciummangel führen:

Osteoporose, Karies und eine verminderte Kiefermineralisation können die Folge sein. Aufgrund der chronischen Toxizität führt Blei zu einer erhöhten Sterblichkeit durch hohen Blutdruck, Herz-Kreislauf-Erkrankungen, Gehirndurchblutungsstörungen, Krebs und chronische Nierenschädigung[27].

Die Bleibelastung in der Umwelt ist in den letzten drei Jahrhunderten schätzungsweise um mehr als das Tausendfache angestiegen ist. Der größte Anstieg wurde bislang zwischen den Jahren 1950 und 2000 beobachtet und spiegelt die Ära des sorglosen Einsatzes von Blei als Antiklopfmittel im Benzin wieder. Als Konsequenz wurde der Einsatz von bleihaltigem Benzin im Straßenverkehr eingestellt. Das ist erfreulich und zeigt ein gewisses Verantwortungsbewusstsein der zuständigen Politiker. Weit weniger konsequent ist man dagegen leider bei dem Thema Jagdmunition. Allein in Deutschland wird die durch die Jagd selbst und das jagdliche Übungsschießen verursachte Blei-Belastung auf 3.000 bis 9.000 Tonnen pro Jahr geschätzt[28]. Das entspricht 3.000.000 bis 9.000.000 Kilogramm eines Giftes, das bereits im Mikrogrammbereich toxische Wirkungen zeigt. Diese unverantwortliche Umweltverschmutzung fordert ihre Opfer. So ist inzwischen die Bleivergiftung durch die Nahrungsaufnahme für die Seeadler in Deutschland zur Todesursache Nummer eins geworden[29]. Wenn ein normaler Bürger bleihaltige Batterien im Wald vergräbt, handelt er ordnungswidrig oder macht sich sogar strafbar, betont der Präsident des Naturschutzbundes NABU. Doch Jägern ist es völlig straffrei erlaubt, jedes Jahr mit Millionen Kilogramm dieses hochgiftigen Schwermetalls Feld, Wald und Flur zu verschmutzen. Welche Auswirkung diese vermeidbare Umweltbelastung für die Menschen hat, kann man nur erahnen. Offizielle Untersuchungen zu diesem Thema sind mir nicht bekannt.

Molekulare Mimikry – Verdrängung von Mineralien durch toxische Metalle

Während die als Mineralstoffe und Spurenelemente (Calcium, Magnesium, Kalium, Natrium, Eisen u. a.) bekannten Metallverbindungen für den Körper unentbehrlich (essenziell) sind, können Blei, Quecksilber, Cadmium etc. tödlich für ihn sein. Eine Ursache für ihre Giftigkeit ist die chemische Ähnlichkeit von giftigen mit essenziellen Metallen. Daher können sie die gleichen Transportwege im Körper benutzen, die für die Aufnahme in die Zelle, die Umverteilung in der Zelle und ihre Speicherung zuständig sind. So gelangen giftige Metalle sozusagen als ‚Doppelgänger‘ in die Zellen, die Zellkerne oder in die als Energiefabriken bezeichneten Mitochondrien. Die daraus resultierenden Schäden können so vielfältig sein, wie die Funktion der Mineralien und Spurenelemente in unserem Körper. Keine Sinneszelle, keine Nervenzelle, keine Hormondrüse, kein Blutgefäß, kein Organ und keine psychische Funktion, die nicht auf ein ausgewogenes Verhältnis von Kalium, Calcium, Magnesium, Selen, Zink und anderen Metallen angewiesen ist. Nehmen wir als Beispiel das Mineral Calcium. Calcium ist mit etwa einem Kilogramm, das häufigste Mineral in unserem Körper. Ein Calciummangel kann zu Herzrhythmusstörungen, niedrigem Blutdruck, Herzschwäche, trockener Haut, Ekzemen, Haarausfall, Krämpfen, Brüchigkeit der Nägel, gestörter Zahnentwicklung, gestörtem Knochenstoffwechsel, Durchfall, Verdauungsstörungen, grauem Star und Inkontinenz führen. Calcium ist unerlässlich für den Knochen- und Zahnaufbau. Darüber hinaus ist es entscheidend an der Weiterleitung von Informationen innerhalb der Zellen und an der Energieproduktion der Körperzellen beteiligt. Im Nervensystem ist es für das Knüpfen von Nervenkontakten zuständig. Es wirkt am Zuckerstoffwechsel und der Muskelkontraktion ebenso mit, wie an der Blutgerinnung und der Stabilität der Zellwände. Ein Zuviel oder – besser – eine Fehlverteilung von Calcium kann allerdings auch zu Verkalkungen führen. Wichtig für einen gesunden Calciumstoffwechsel ist die ausreichende Versorgung mit Vitamin D, die hierzulande oft unzureichend ist[30].

Schwermetalle wie Quecksilber und Blei können sich an die Stelle des Calciums setzten und damit die Aufnahme von Calcium in die Zelle, die Verteilung innerhalb der Zelle und die Funktionen, die Calcium ausübt, blockieren. Das Ausmaß des Schadens ist einerseits von der Menge der Schwermetalle und deren Verweildauer im Körper abhängig, andererseits von der im Körper vorhandenen Calciummenge. Bei geringer Konzentration der toxischen Metalle gewinnt das Calcium den Kampf um die passenden Bindungsstellen. Wenn jedoch die Konzentrationen der toxischen Metalle steigen, beginnen sie zu schaden und Vergiftungserscheinungen auszulösen. Auf diese Weise kann auch der Magnesium-, Eisen- und Zinkstoffwechsel durch giftige Metalle gestört werden.

Magnesium ist das zweithäufigste Mineral im menschlichen Körper und steht in enger Wechselwirkung mit Calcium. Blockieren Schwermetalle Magnesium im Körper, so wirkt sich das negativ auf den Energiestoffwechsel, den Herzmuskel, die Stabilität von Knochen und Zähnen, die Übertragung von Nervenimpulsen auf die Muskeln und die Stabilität von Zellwänden aus. Folgen können Störungen der Herzfunktion, Durchblutungsstörungen und Arteriosklerose, Übelkeit, Übererregbarkeit, Schlaflosigkeit, Konzentrationsstörungen, Depressionen, Störungen des Immunsystems sowie Muskelzittern und Muskelkrämpfe sein. Die Muskelkrämpfe können an verschiedenen Stellen auftreten. Unangenehm, aber meist harmlos, sind Verkrampfungen der Wadenmuskulatur. Sind hingegen die Gefäß- und Eingeweidemuskeln betroffen, so kann dies weitere Beschwerden nach sich ziehen: Kopfschmerzen bis hin zu Migräne sowie neurologische Ausfälle und Schlaganfälle, die Folge von Krämpfen der Gefäßmuskulatur und der dadurch entstandenen Sauerstoffunterversorgung des Gehirns sind. Im Bauch können unklare Oberbauchbeschwerden und Koliken auftreten. Frauen neigen zu Schwangerschaftskomplikationen wie Erbrechen, Ödemen, erhöhtem Harneiweiß, Bluthochdruck (= Präeklampsie und Eklampsie) und Fehlgeburten. Welche Auswirkungen auch geringe Mengen eines Elementes im Körper haben können, wird am Beispiel des Spurenelementes Zink deutlich. Im Gegensatz zu Calcium und Magnesium, die im Körper mit 1.200 bzw. 800 Gramm vorhanden sind, beträgt die Gesamtkörpermenge von Zink ca. drei Gramm. Dennoch ist Zink in allen Zellen, Geweben und Organen enthalten. Zinkabhängige Enzyme steuern sowohl den Eiweiß-, den Zucker- sowie den Fett- und Alkoholstoffwechsel. Zink ist außerdem bei der Synthese der Erbsubstanz (DNA) beteiligt und für den Aufbau der unterschiedlichsten Eiweißverbindungen notwendig. Für alle Gewebe, die sich häufig teilen, ist Zink von großer Bedeutung. Dazu zählen die Darmschleimhaut und die weißen Blutkörperchen. Auch für die Funktion der Geschlechtshormone, der Schilddrüsenhormone, Wachstumshormone und des Insulins ist Zink äußerst bedeutsam sowie für den Säure-Basen-Haushalt und die Salz- und Wasserausscheidung. Symptome eines Zinkmangels können Müdigkeit und Abgeschlagenheit, nachlassende geistige und körperliche Leistungskraft, Infektanfälligkeit, Wundheilungsstörungen, Schleimhautschäden (Aphten, Durchfälle), Appetitverlust, Gewichtsabnahme, Sehschwäche in Dunkelheit, Geruchs- und Geschmacksverlust, Depressionen, Aggressionen, Lernschwäche, Alkoholunverträglichkeit und Störungen des Säure-Basen-Haushaltes sein.

Die Fähigkeit der toxischen Metalle die lebensnotwendigen Mineralien nachzuahmen, nennt man in der Fachsprache allgemein ‚molekulare Mimikry'. Giftige Metalle können sich auch mit körpereigenen Elementen verbinden, die Zugang zu Organen haben, die eigentlich besonders gegen Schadstoffe geschützt sein sollen. So gelangen Blei und Quecksilber ins Gehirn und Nervensystem. Sind die Metalle erst einmal in den Körper gelangt, so können sie die Zellen und Organe durch chronische Entzündungsprozesse, Störung der Zellkommunikation, Störung des Energiestoffwechsels und Störung der Zellteilung schädigen.

Freie Radikale

Die Bildung freier Radikale ist ein weiterer Weg über den Metalle Schaden im menschlichen Körper anrichten können. Freie Radikale sind reaktionsfreudige Atome oder Moleküle, die Zellbestandteile, den Zellkern oder Zellwände angreifen und schädigen können. Folgen sind beschleunigte Alterungsprozesse oder leichte bis schwerwiegende Krankheiten. Die krank machende Bildung freier Radikale kann durch intensive Sonneneinstrahlung, durch radioaktive Strahlung, Zigarettenrauch, Alkohol, Chemikalien, Dünge- und Spritzmittel, verschiedene Medikamente und Entzündungen ausgelöst werden. In begrenztem Maß nutzt der Körper freie Radikale zur Bekämpfung von Mikroorganismen und zum Abbau von Schadstoffen. Werden jedoch zu viele freie Radikale gebildet, so kommt es zur Reaktion mit eigenen lebenswichtigen Fetten und Eiweißen und zur Zellschädigung. Dies gilt als eine der Hauptursachen für die Entstehung von nahezu allen Krankheiten, die nicht auf einen Unfall oder einen rein genetischen Defekt zurückzuführen sind.

Treten die freien Radikale, die von Quecksilber, Blei, Nickel und weiteren Metallen gebildet werden, in Reaktion mit den

Fetten, die z.B. die Zellwände aufbauen, so spricht man von Lipidperoxidation. Dabei wird die Stabilität der Zellwand zerstört. Passiert das, strömen Wasser und Mineralien ungehindert in die Zelle ein und führen zu einer Kettenreaktion, die die Zelle schädigt bis vollends zerstört. Dies ist die Grundlage für massive Beeinträchtigungen vieler Organe und Organsysteme und gilt als Risikofaktor, der zu Leberschädigung, Gefäßverkalkung, Herzinfarkt, Schlaganfall, Nerven- und Gehirnerkrankungen führen kann.

Schwermetalle ...

- stören das Wohlbefinden.
- beeinträchtigen die Stimmungslage.
- verursachen Schmerzen.
- machen müde und lustlos.
- verschlechtern die Durchblutung.
- trüben die Merkfähigkeit und Konzentration.
- führen zur Abnutzung und Entzündung von Knochen und Gelenken.
- überfordern die körpereigenen Entgiftungsorgane Leber und Niere.
- beeinträchtigen das Sehvermögen.
- hemmen die Selbstheilungsfähigkeit des Körpers.
- belasten das Immunsystem.
- mindern die Blutbildung im Knochenmark.
- machen unfruchtbar.
- schädigen das Erbgut im Zellkern.

Schwermetalle lösen chronische Entzündungen aus

Schwermetalle können Entzündungen an verschiedenen Organen auslösen und schon bestehende Entzündungen verstärken. Dies kann die Haut, die Schleimhäute im Mund und Darm, Nase und Bronchien, die Gelenke, die Blutgefäße, das Bindegewebe, das Gehirn und Nervensystem, die Schilddrüse, die Leber und die Nieren betreffen und zu akuten oder chronischen Beschwerden führen. Nicht selten kommt es dabei auch zur (Teil-)Zerstörung und Veränderung des Gewebes der betroffenen Organe mit entsprechenden Krankheiten.

Auch auf das Immunsystem haben Schwermetalle negative Auswirkungen. Sie können sowohl die Zahl der Abwehrzellen verringern als auch die Aktivität der vorhandenen Immunzellen behindern. Dadurch kann sich das Immunsystem schlechter gegen Viren-, Bakterien- und Pilzinfektionen zur Wehr setzen. Bei Patienten mit häufig wiederkehrenden und chronischen Infektionen liegt oft auch eine Schwermetallbelastung vor. Das Immunsystem dieser Patienten profitiert von der fachgerechten Schwermetallentgiftung. Dadurch kann die Heilung von chronischer Borreliose, Pfeifferschem Drüsenfieber, chronischen Pilzinfektion und anderen hartnäckigen Entzündungen oft entscheidend beeinflusst werden. Ähnliches wurde bei der Behandlung von Allergien und Autoimmunerkrankungen beobachtet, die ja ebenfalls auf einer Fehlfunktion des Immunsystems beruhen. Die Nachahmung und Verdrängung lebensnotwendiger Mineralien, die Bildung freier Radikale, die Schädigung der Zellwände und die erhöhte Entzündungsneigung werden durch verschiedene Schwermetalle gleichzeitig verursacht. Deswegen ist es unzureichend, die Gefährlichkeit für jedes Schwermetall isoliert zu bewerten. Viel wichtiger als zum Beispiel eine Höchstkonzentration von Titan in einem Medikament festzulegen ist es, die tägliche Gesamtbelastung durch viele verschiedene Metalle und die dadurch entstehende Gesundheitsgefahr zu erkennen und entsprechende Konsequenzen zum Schutz der Verbraucher zu ziehen.

Schwermetallentgiftung – Beispiele

Theorie und Praxis klaffen oftmals weit auseinander – auch in der Medizin. Was nützen die besten Studien und Erkenntnisse, wenn ihnen keine Taten folgen? In Hinblick auf die gesundheitsgefährdende Wirkung von giftigen Metallen gibt es seit Jahrzehnten sehr viele wissenschaftliche Untersuchungen, die die Wirkungen auf Mensch und Umwelt gut dokumentieren und immer neue Zusammenhänge deutlich machen. Leider kommt davon beim Patienten bislang so gut wie nichts an. Das heißt, die Erkenntnisse über die Schädlichkeit von Arsen, Aluminium, Blei, Cadmium, Nickel, Titan, Quecksilber, Zinn und weiterer schädlicher Metalle werden nicht in die tägliche medizinische Praxis eingebunden. So gehört es nicht zum Standard bei einem Patienten mit hohem Blutdruck, Herzinfarkt, Depressionen, Multipler Sklerose oder einer anderen chronischen oder unheilbaren Krankheit, die Schwermetallbelastung zu messen. Wenn nicht gemessen wird, kann das Problem im Einzelfall auch nicht erkannt werden und wird folglich auch nicht behandelt. Dadurch bleiben Risikofaktoren unbehandelt und können die Krankheit weiter verschlechtern. Für die Betroffenen bedeutet das unter Umständen unnötigen Verlust von Lebensqualität und Gesundheit. Für die Allgemeinheit entstehen durch den chronischen Krankheitsverlauf hohe Kosten, die das Gesundheitssystem irgendwann überfordern.

An den Beispielen auf den folgenden Seiten wird deutlich, was es für den jeweiligen Patienten bedeuten kann, wenn er den Weg der ‚vorgeschriebenen' Leitlinienmedizin verlässt. Und es wird daran deutlich, welches Potential in der Diagnose und Behandlung von chronischen Metallbelastungen liegt. Es lässt sich nur erahnen, was es für die Patienten bedeutet hätte, wenn sie ihren ungewöhnlichen Weg nicht gegangen wären.

Wenn in diesem Buch von der erfolgreichen Behandlung z. B. einer Gefäßverkalkung berichtet wird, so bedeutet das natürlich nicht automatisch, dass alle Patienten mit diesen Erkrankungen bei einer Schwermetallentgiftung mit den gleichen Ergebnissen rechnen können. Nur wenn eine derartige Belastung Mit-Auslöser war, kann mit Erfolgen dieser Art gerechnet werden.

Um die folgenden Fallbeispiele zu dokumentieren, wurde eine Medizinjournalistin beauftragt, die Erfahrungsberichte von den Betroffenen zu sammeln. Dies geschah in Form von Interviews, die vorwiegend Anfang 2011 aufgezeichnet und anschließend den Patienten noch einmal zur Bestätigung der Richtigkeit vorgelegt wurden. Die Namen wurden geändert, sind dem Autor aber bekannt.

Herz-Kreislauf-Erkrankungen

Haben Sie hohen Blutdruck oder kennen Sie einen Bekannten mit irgendeiner Herz-Kreislauf-Erkrankung? Sicherlich, denn die gehören zu den sogenannten Volkskrankheiten, die zu weiteren, oftmals tödlichen Komplikationen führen können. Wenn Sie jemanden mit hohem Blutdruck fragen, ob er weiß, wie hoch seine Blei- oder Quecksilberbelastung ist, wird er Ihnen wohl kaum Auskunft geben können. Das Versäumnis liegt dabei nicht beim Patienten, sondern bei den behandelnden Medizinern, die nicht oder kaum über Schwermetalle informiert sind. Dadurch bleiben

Möglichkeiten der ursächlichen Behandlung und Vorbeugung von Herz-Kreislauf-Erkrankungen ungenutzt. Dabei wären neue Behandlungsansätze gerade dort dringend nötig.

Im September 2007 wurde auf dem Jahreskongress der Europäischen Gesellschaft für Kardiologie in Wien festgestellt, dass die Versorgung von Patienten mit koronarer Herzkrankheit (KHK) deutlich schlechter ist, als man erwarten könnte. Statt die Risikofaktoren zu behandeln, würden sich Ärzte und Patienten auf die Technik im Krankenhaus und die Einnahme von Medikamenten verlassen, kritisierten die Kardiologen. Das kardiovaskuläre Risikoprofil der europäischen Bevölkerung hat sich so massiv verschlechtert, „dass man eigentlich von einer Bankrotterklärung der Sekundärprävention sprechen möchte", schreibt das Deutsche Ärzteblatt[31]. Leider wird trotz aller Kritik wenig beachtet, dass neben den bekannten Risikofaktoren auch Umweltfaktoren eine auslösende Rolle spielen können. So steigt zum Beispiel an Tagen mit starker Luftverschmutzung das Herzinfarktrisiko an[32]. Dies wird beispielsweise durch Dieselabgase verursacht, die die Blutgerinnung verstärken und die Herzmuskeldurchblutung verschlechtern. Neben den Autoabgasen spielen bei den Umweltgiften Schwermetalle wie Blei und Quecksilber eine besondere Rolle. Ihre Bedeutung bei der Entstehung von hohem Blutdruck und Gefäßverkalkungen ist zwar wissenschaftlich sehr gut belegt, wird aber von den kardiologischen Fachgesellschaften in Deutschland nicht ernst genommen. In mehreren internationalen Studien wurde nachgewiesen, dass Aluminium, Arsen, Blei, Cadmium und Quecksilber gefäßschädigend sind und ein großes Gefahrenpotenzial für die Entstehung von Herz-Kreislauf-Erkrankungen darstellen. So entdeckte man beispielsweise, dass sich Aluminium in den Blutgefäßen der Beine, des Herzens, des Gehirns und in der Hauptschlagader anreichert[33]. Warum wird einem das nicht gesagt, wenn man aluminiumhaltige Nahrungsmittel, Zahnpasta und Deos einkauft? Quecksilber hingegen gelangt hauptsächlich über Amalgam-Füllungen und über das Essen von Fisch in den Körper. Wissenschaftler der amerikanischen ‚Heavy Metals and Myocardial Infarction Study Group' stellten fest, dass die Quecksilberbelastung von Herzinfarktpatienten oft erhöht ist. Aufgrund der Auswertung der Essgewohnheiten der betroffenen Patienten kamen sie zu dem Schluss, dass Fischessen ein Risiko für die Quecksilberbelastung und das damit verbundene erhöhte Herzinfarktrisiko ist[34]. Weitere 1.150 Wissenschaftler warnten im Frühjahr 2007 in einem weltweiten Aufruf vor der zunehmenden Umweltbelastung durch Quecksilber. Sie machten darauf aufmerksam, dass die Quecksilberbelastung in der Umwelt weltweit stetig ansteigt und an vielen Orten bereits ein toxisches Niveau erreicht hat. Das Schwermetall reichert sich in Form von Methylquecksilber – einer Verbindung, die etwa hundertmal so giftig ist wie reines Quecksilber – insbesondere in Fettfischen an und gelangt so in die Nahrungskette. Beim Menschen wurde nachgewiesen, dass Quecksilber bereits das ungeborene Kind schädigt und beim Erwachsenen das Risiko für Herz-Kreislauf-Erkrankungen erhöht[35]. Aus dem Jahr 2001 stammt eine Studie, in der mehrere renommierte Forschungsinstitute aus Frankreich, Spanien, Italien, Schweden, Slowenien und Russland der Frage nachgegangen sind, ob bereits geringe Quecksilbermengen eine toxische Wirkung auf den menschlichen Organismus haben. Nach der Auswertung der Befunde von über 7.000 Menschen kamen die Wissenschaftler zu dem Ergebnis, dass bereits eine chronische Belastung mit geringen Mengen an Quecksilber ausreicht, um eine erhöhte Sterblichkeit durch Bluthochdruck, Herz-, Lungen- und Nierenerkrankungen zu verursachen[36]. Koreanische Forscher fanden heraus, dass eine Quecksilberbelastung auch mit einem erhöhten Cholesterinspiegel als weiterem Risikofaktor für Herz-Kreislauf-Erkrankungen einhergehen kann[37]. An Bewohnern Ost-Finnlands, deren Hauptnahrungsmittel Fisch ist, konnte eine Verbindung zwischen der Speicherung von Methylquecksilber im Körper und dem Auftreten von Herz-Kreislauf-Erkrankungen gezeigt werden[38]. Eine weitere Untersuchung aus Finnland sollte zum Nachdenken und Handeln Anlass geben: Finnische Wissenschaftler untersuchten 1.000 Männer vier Jahre lang, um die Risikofaktoren für die Entstehung einer Verkalkung der Halsschlagader herauszufinden. Sie bestimmten die Gefäßwanddicke der Halsschlagader mit Ultraschall, bekannte Risikofaktoren einer Arteriosklerose sowie den Quecksilbergehalt in Haarproben. Das Ergebnis war erstaunlich: Die finnischen Forscher kamen zu dem Schluss, dass ein hoher Quecksilbergehalt einer der stärksten Risikofaktoren für eine schnell fortschreitende Arteriosklerose der Halsschlagader war[39]. Leider finden solche Erkenntnisse nicht den Weg in die neurologischen und internistischen Praxen und Kliniken in Deutschland. Hierzulande erntet man oft nur ein müdes Lächeln oder eine abwertende Bemerkung, wenn man einen Arzt nach einer möglichen Schwermetallbelastung fragt.

Sehr gut bewiesen ist auch der Zusammenhang zwischen Blei und hohem Blutdruck. Die ersten Berichte über eine mögliche Verbindung zwischen einer Bleibelastung und einem hohen Blutdruck stammen bereits aus dem Jahr 1886(!)[40]. In der zweiten Hälfte des 20. Jahrhunderts gab es weitere Untersuchungen, die Details zwischen der Bleizufuhr und der Entstehung von Bluthochdruck aufzeigten[41,42,43]. Inzwischen weiß man, dass Blei die Blutgefäße und die Nieren schädigt, im Hormonhaushalt zu einer Erhöhung blutdrucksteigernder Hormone führt und eine Schwächung der

Herzmuskelkraft bewirkt. Das amerikanische Umwelt- und Gesundheitsministerium veröffentlichte im Dezember 2006 eine große Studie, die zu dem Schluss kommt, dass eine niedrig dosierte Dauerbelastung mit Blei zu einem gehäuften Auftreten von Gefäßverkalkungen und Schlaganfällen führen kann. Neu ist dabei auch die Aussage, dass Herz-Kreislauf-Probleme bereits bei einer Bleibelastung auftreten, die unter dem bislang als sicher geltenden Grenzwert von 5 ug/dl Blei im Blut liegen[44].

Diese Ergebnisse beruhen nicht auf einer Einzelstudie, sondern auf mehreren Dutzend Studien, die ausgewertet wurden. Wie reagiert die deutsche Ärzteschaft darauf? Sie hat bis heute nicht die notwendigen Konsequenzen daraus gezogen, die Ergebnisse werden schlichtweg ignoriert. Ob die Medizin in Deutschland vielleicht doch nicht so objektiv ist, wie sie gerne den Anschein erwecken möchte? Warum ist sie nicht bereit, neue Forschungsergebnisse aufzugreifen?

INTERVIEW: Herzinfarkt I

Uwe J., selbstständiger Unternehmer, 37 Jahre:

Herr J., Sie hatten Mitte September 2003 einen Herzinfarkt, der zunächst gar nicht erkannt wurde. Was hat sich da zugetragen?

Es war ein Freitagabend. Ich war mit meiner hochschwangeren Frau essen gegangen und danach sind wir durch die Innenstadt geschlendert. Auf einmal bekam ich starke Schmerzen in der Brust und Atemnot. Mit diesen Symptomen konnte ich jedoch nichts anfangen. Wir fuhren nach Hause, ich nahm ein Bad und legte mich ins Bett. Doch die Schmerzen haben nicht nachgelassen. Das ging die ganze Nacht so.

Und es war Wochenende.

Ja. Samstag früh hat meine Frau dann den Notdienst angerufen und bei dem war ich gegen elf Uhr vormittags. Der Arzt dort war Urologe. Er hat mir ein paar Fragen gestellt und Blutdruck gemessen. Dann meinte er, es wäre alles in Ordnung und wenn es nicht besser werden würde, ob ich Schmerzmittel möchte. Daraufhin meinte ich: „Wenn Sie nicht wissen, was ich habe, brauche ich auch nichts." Weiterhin empfahl er mir am Montag zum Hausarzt zu gehen, falls es nicht besser wird.

Und das haben Sie dann auch gemacht?

Ich bin am Montag zu meinem Hausarzt, habe schon schlecht ausgesehen, war käseweiß und hatte einen steifen Hals. Und der Hausarzt meinte, ich solle mal zum Orthopäden gehen. Und ich – nichts wissend – gehe natürlich zum Orthopäden. Und der schaut mich an und fragt mich: „Was wollen Sie denn bei mir? Gehen Sie mal zum Internisten." Da habe ich gefragt: „Wisst Ihr eigentlich, was Ihr wollt? Ich kratz hier gleich ab, ich kann nicht mehr." Und daraufhin meinte er: „Sie haben mit Sicherheit etwas am Herzen oder an der Lunge." Immerhin war das der Erste, der erkannt hat, wie ernst die Situation ist.

Sie haben den Rat befolgt?

Ja, ich rief beim Internisten an. Die Sprechstundenhilfe meinte, in vierzehn Tagen wäre ein Termin frei. Darauf sagte ich: „Dann können Sie gleich mein Grab schaufeln." Dann hat sie mir für den nächsten Vormittag einen Termin gegeben.

Damit wären wir dann bei Dienstag angelangt.

Richtig. Ich bin dann hin, die haben von der Lunge ein Röntgenbild gemacht, da war alles ok. Weiterhin ist das erste EKG gemacht worden. Darauf hat der Internist erkannt, dass ich einen Herzinfarkt hatte. Das hat er mir dann auch schön höflich mitgeteilt. Und ich solle doch meine Frau anrufen, der Sanitäter ist unterwegs, um mich ins Krankenhaus zu bringen.

Doch Ihre Frau war hochschwanger.

Ja, ich habe gefragt, was ich der denn jetzt sagen soll, sie wäre hochschwanger. Ich habe sie dann auf der Arbeit angerufen und sie gebeten, sich mal hinzusetzen: Ich hätte einen Herzinfarkt gehabt und würde jetzt ins Krankenhaus gehen und mich abends bei ihr melden.

Was passierte dann?

Dann waren schon die Sanitäter da. Die haben mir gleich eine Infusion mit einem blutverdünnenden Mittel gegeben. Binnen zwanzig Minuten war ich im Krankenhaus und der Chefarzt hat einen Katheter gelegt. Es wurden zwei Stents angebracht und dann war es wieder gut.

Wurden Sie nach Hause entlassen?

Erst einmal war ich noch eine Woche im Krankenhaus und dann musste ich noch drei Wochen zur Reha. Doch Ruhe hatte ich da nicht, denn meine Frau war ja hochschwanger und da hätte ja auch jeden Moment das Kind kommen können. Also ich glaube, diese Zeit war mehr Stress als alles andere.

Doch das Kind kam erst nach der Reha?

Ja, ich war circa Ende Oktober zu Hause, kurz darauf war die Geburt unserer Tochter.

Hat man in dieser ganzen Zeit der Behandlung mit Ihnen über mögliche Ursachen gesprochen?

Wenn die Ärzte nichts anderes wissen, sagen sie, es ist Stress.

Rauchten Sie damals?

Nein, ich rauche auch heute nicht.

Wie haben Sie sich ernährt?

Ich habe mich eigentlich immer gesund ernährt, habe auch Sport gemacht.

Zurück zur Reha: Wie lange waren Sie danach beschwerdefrei?

An Sylvester des gleichen Jahres bekam ich den zweiten Herzinfarkt. Das hatte ich aber rechtzeitig gemerkt, ging sofort ins Krankenhaus, wo ich vom Oberarzt untersucht wurde. Der stellte fest, dass es sich um einen Folge-Herzinfarkt handelte, ein Stent wäre nicht richtig gesetzt, da hätte sich etwas abgesetzt. Mir wurden dann zwei weitere Stents eingesetzt, worauf ich ein Jahr Ruhe hatte.

Und dann kam der dritte Infarkt?

Ja, ich wollte kurz vor Weihnachten 2004 zur Untersuchung gehen, doch zu dem Termin kam es gar nicht, weil ich vorher schon Beschwerden hatte und deswegen sofort ins Krankenhaus fuhr. Der Chefarzt stellte fest, dass der Infarkt dieses Mal an der Vorderwand war, die beiden vorherigen Male war es die Hinterwand gewesen. Die Vorderwand gilt als gefährlicher. Dann hat er auch Stents gesetzt, mittlerweile habe ich jetzt sechs. Und mir wurde ein cholesterinsenkendes Mittel verabreicht, obwohl meine Werte relativ normal waren.

Wie ging es dann weiter?

Dieses Hin und Her ging dann weitere zwei Jahre so weiter. Irgendwann habe ich mir überlegt, dass das keine Lösung mit den Stents ist, weil es die Ursache der Herzinfarkte nicht behebt. Und dann erzählte mir meine Physiotherapeutin, dass sie auf einem Vortrag über Schwermetalle war und ich doch mal zu dem Arzt hingehen soll. Das habe ich auch gemacht und um eine Irisdiagnose gebeten.

Haben Sie nichts von Ihren Beschwerden gesagt?

Nein, aber er hat mir alle meine Beschwerden aufgezählt nach der Irisdiagnose. Allerdings nicht nur die Herzprobleme, sondern noch andere gesundheitliche Probleme, die in den Jahren davor aufgetreten waren. Das hat mich sehr beeindruckt. Anschließend hat er mir einen Therapievorschlag gemacht.

Wie sah der aus?

Unter anderem eine Chelattherapie. Doch ich habe ihn erst einmal gefragt: „Warum sagt der Chefarzt, ich müsse mein Leben lang dies und jenes Medikament nehmen und Sie sagen so?" Darauf antwortete er: „Das ist ganz einfach: Das ist der Standpunkt vom Chefarzt und das ist meiner." So bin ich also seit Februar 2007 bei ihm in Behandlung.

Wie sah die Therapie aus?

Es wurde eine Analyse über meine Schwermetallbelastung gemacht mit dem Ergebnis, dass ich eine sehr hohe Bleibelastung und eine zu hohe Quecksilberbelastung habe.

Haben Sie darüber gesprochen, woher diese hohen Belastungen kommen?

Ja, er hat festgestellt, dass ich viel zu wenig von dem Botenstoff Selen im Körper habe. Selen ist dafür zuständig, dass Schwermetalle im Körper abgebaut werden.

Hatten Sie damals noch Amalgam im Mund?

Zu dem Zeitpunkt nicht mehr.

Dann ist bei der Entnahme möglicherweise nicht richtig entgiftet worden?

Wahrscheinlich.

Die Diagnose der Schwermetallbelastung ist das eine. Wie sah die Behandlung aus?

Ich war drei Mal pro Woche dort zur Chelattherapie, damit wurden die Schwermetalle langsam aus dem Körper ausgeschieden.

Bei der Chelattherapie werden auch wichtige Mineralstoffe ausgeschieden. Wurden Ihnen diese auch wieder zugeführt?

Ja, die Arztpraxis ist auf diese Behandlung spezialisiert.

Erhielten Sie darüber hinaus weitere Behandlungen?

Ja, es wurden auch DMPS-Infusionen, Mineralinfusionen, Infusionen mit Phospholipiden, UV-Bestrahlungen des Blutes (UVB), HOT-Sauerstofftherapien, Homöopathische Infusionen und Akupunktur-Behandlungen durchgeführt. Einige Male wurde auch eine Therapie der Reflexzonen mit einem Gerät durchgeführt.

Woran haben Sie den Erfolg der Therapie gesehen?

Innerhalb von drei Monaten konnten die meisten Medikamente abgesetzt werden und nach einem halben Jahr ging es mir so gut, dass ich wieder mit Sport beginnen konnte.

Welchen Sport machen Sie?

Vor allem Marathonlaufen. Halbmarathon, um genau zu sein, das sind 21 Kilometer. Ich habe ganz langsam begonnen und nach einem Dreivierteljahr hatte ich es geschafft.

Wie haben Sie die Behandlung erlebt im Vergleich zu den Erfahrungen vorher?

Im Krankenhaus empfand ich es so: Man wurde nur vollgepumpt mit Medikamenten, den Arzt hat man kaum gesehen. Geschweige denn, dass einem mal jemand richtig gesagt hat, was eigentlich Sache ist. Es hat immer nur geheißen, ich solle mir keinen Stress machen. Und dann meinte ich nur: „Ja, toll, aber Geld muss ich ja auch verdienen." Und in der Praxis des

Schwermetall-Arztes herrscht eine ganz andere Atmosphäre. Allein schon das Personal ist sehr fürsorglich und respektvoll. Und der Arzt selbst klärt über alle Schritte auf. Die erste Zeit war zwar hart, aber ...

Was war an der Zeit hart?

Die Angst, ob wieder ein Herzinfarkt auftritt und wenn ja, wie das dann ausgeht. Schließlich hatten wir ein kleines Kind zu Hause. Dann musste ich ja oft in die Praxis kommen, drei Mal wöchentlich. Ich machte mir Sorgen, ob ich jemals wieder richtig arbeiten kann.

Zu welchem Zeitpunkt haben Sie die erste Verbesserung in Ihrem Befinden gespürt?

Es ging im Grunde von Woche zu Woche immer besser. Die Blutwerte waren bald gut, die Cholesterinwerte normal, das waren für mich alles schon gute Zeichen. Auch die Hydro-Colon-Therapie, die Darmreinigung, die ich sicherlich 26 Mal gemacht habe, war hilfreich. Erst einmal nimmt man ab und dann werden die jahrelangen Schlacken aus dem Körper gespült.

Wie lange sind die Behandlungen in dieser Intensität fortgesetzt worden?

Nach circa sechs bis neun Monaten wurden die Behandlungen immer weiter reduziert. Heute gehe ich noch alle vier bis sechs Wochen dorthin. Doch es ist auch so: Wenn ich Anzeichen von einem Infekt habe, dann gehe ich in die Praxis, mache eine Basenkur und bekomme eine Infusion und dann weiß ich, dass es am nächsten Tag weg ist. Also das Spektrum an therapeutischen Möglichkeiten ist enorm. Ich habe auch das Baunscheidtieren gemacht, als ich Probleme mit meinen Bronchien hatte. Also Antibiotika waren nicht nötig. Da hätte mein Körper ohnehin wieder drei bis sechs Monate gebraucht, bis er das ausgeschieden hätte.

Wie ist Ihr Befinden jetzt?

Mir geht es seit 2008 sehr gut.

Wurden die Kosten von Ihrer Krankenkasse übernommen?

Ja, ich bin privat versichert, die wurden übernommen.

Wie war das mit Ihrer Berufsfähigkeit? Konnten Sie während der ganzen Zeit arbeiten?

Die ersten vier Jahre war ich krankgeschrieben, von 2003 bis 2007. Ich habe es diesem Arzt zu verdanken, dass ich wieder meine Firma leiten kann.

Sind Sie angestellt?

Ich bin selbstständig.

Was wäre gewesen, wenn Sie keine wirksame Therapie gefunden hätten?

Dann wäre ich wahrscheinlich jetzt tot, doch zumindest berufsunfähig.

Was sagen Ihre Freunde und Bekannten zu diesem Therapieerfolg?

Die sind sehr erstaunt, wie so etwas möglich ist. Ich habe die Arztpraxis auch schon oft weiterempfohlen, an Familienmitglieder, doch auch an Kunden und Geschäftspartner, die jetzt teilweise auch dort in Behandlung sind.

Vielen Dank für das Gespräch und weiterhin viel Erfolg mit der Therapie.

Sicherlich ist die Aussage „Ohne Entgiftung wäre ich jetzt tot." etwas plakativ und wissenschaftlich nicht beweisbar. Es ist schwer zu sagen, was gewesen wäre, wenn ... oder was gewesen wäre, wenn nicht ... So spiegelt diese Aussage in erster Linie das Empfinden des Patienten wider. Ich finde es wichtig, auf das zu hören, was die Patienten zu sagen haben. Würdigt man dies entsprechend, dann lernt man über seinen eigenen Tellerrand hinaus zu blicken.

Die EDTA-Chelattherapie

Die EDTA-Chelattherapie ist eine Infusionsbehandlung mit einem Komplex (EDTA), der speziell Metalle fest bindet und sie so gebunden aus dem Körper ausschleusen kann. Diese Therapie kann ambulant in einer spezialisierten Praxis durchgeführt werden.

Das EDTA wird dabei als Lösung über eine Vene verabreicht und verteilt sich mit dem Blut im Körper. Überall, wo es auch Metalle trifft, bindet es diese und trägt sie mit dem Blut weiter. Anschließend wird der EDTA-Metall-Komplex in der Niere aus dem Blut herausgefiltert und verlässt den Körper mit dem Urin. Dabei wird das EDTA im Körper nicht verstoffwechselt, was die sehr geringe Nebenwirkungsrate der EDTA-Chelattherapie erklärt.

Der klinische Nutzen der Chelattherapie ist abhängig von der Anzahl der durchgeführten Behandlungen und dem Schweregrad der Erkrankung. Im Durchschnitt erleben 85 % meiner damit behandelten Patienten eine sehr gute Verbesserung

EDTA ...

... ist die englische Abkürzung für Ethylen-Diamin-Tetra-Essigsäure, eine Substanz, die in den 1930er-Jahren in Deutschland entwickelt und patentiert wurde.

Nach dem 2. Weltkrieg erwarben US-Amerikaner die Patente, um die Wirkung von EDTA zur Entgiftung radioaktiver Metalle und Isotope zu erforschen. Dabei wurde entdeckt, dass EDTA zur Therapie von Bleivergiftungen gut geeignet ist. 1952 wurde ein Kind mit einer akuten Bleivergiftung erfolgreich behandelt. In den folgenden Jahren wurde EDTA auch zur Behandlung von Gefäßerkrankungen eingesetzt. Anfang der 1960er-Jahre veröffentlichten verschiedene amerikanische Mediziner klinische Studien über die Wirksamkeit von EDTA bei der Therapie der peripheren arteriellen Verschlusskrankheit (pAVK), der koronaren Herzkrankheit (KHK), der rheumatoiden Arthritis (RA) und der Sklerodermie.

ihrer Beschwerden. Krankheitssymptome werden gelindert oder sind nicht mehr nachweisbar. Die Durchblutung kranker Organe nimmt wieder zu, die Lebensqualität wird gesteigert. Es werden oft weniger Medikamente als früher benötigt, manchmal können die Medikamente ganz abgesetzt werden oder der Einsatz von neuen Medikamenten (Insulin, Beta-Blocker etc.) wird nicht nötig.

Wegen ihrer Wirksamkeit wird die Chelattherapie manchmal von begeisterten Anwendern als ‚Bypass-Operation ohne Skalpell' bezeichnet. Der Vorteil dabei ist, dass mit der EDTA-Chelattherapie nicht nur die schon vorhandenen Engstellen im Herzen im Kopf oder in den Beinen behandelt werden, sondern alle Blutgefäße, auch die, die vielleicht demnächst eng werden könnten.

Die Anzahl der klinischen Anwendungsbeobachtungen und Studien, die auf eine positive Wirkung der Chelattherapie hinweisen, ist sehr beeindruckend und sollte allein deshalb schon für jeden Arzt Anlass genug sein, diese Behandlung anzuwenden, um eigene Erfahrungen damit zu machen. Dr. Hancke und Dr. Flytlie, zwei dänische Ärzte, veröffentlichten 1993 eine Studie, in der sie die Ergebnisse von 470 Patienten, die sechs Jahre lang nach einer Chelattherapie beobachtet wurden, dokumentierten. Die Ergebnisse waren beeindruckend: Von 265 Patienten mit koronarer Herz-Krankheit und Einengung der Herzkranzgefäße konnten sie nach der Chelattherapie bei 90 % eine Verbesserung feststellen. 65 Patienten waren ursprünglich für eine Bypass-Operation vorgesehen. Nach der Chelatbehandlung verbesserten sich 58 der Bypass-Kandidaten so gut, dass eine Operation nicht mehr nötig war. Von 207 Patienten mit durchblutungsbedingten Herzschmerzen (Angina pectoris), die Nitroglyzerin als durchblutungsförderndes Medikament benutzten, um ihren Schmerz zu kontrollieren, waren 189 nach der Chelattherapie fähig, ihren Medikamentenverbrauch zu reduzieren. Die meisten von ihnen benötigten gar kein Nitroglyzerin mehr. Von 27 Patienten, bei denen eine Fuß- oder Bein-Amputation bevorstand, konnte bei 24 der chirurgische Eingriff vermieden werden[45]. Zu ähnlich guten Ergebnissen kamen der brasilianische Kardiologe Dr. Olszewer und Prof. Dr. Carter von der Tulane Universität aus New Orleans /USA. Sie untersuchten die Wirkung der Chelattherapie von 2.870 Patienten, die überwiegend an Arteriosklerose erkrankt waren. Die Behandlungen wurden zwischen 1983 und 1986 durchgeführt. Die Patienten mit durchblutungsbedingten Herzerkrankungen machten ungefähr ein Drittel der Gesamtpatientenzahl aus. Von diesen zeigten 76% nach der Chelattherapie eine sehr gute Verbesserung, 17% zeigten gute Verbesserungen, 4% hatten eine teilweise Verbesserung und nur 3% ging es unverändert oder schlechter als vor Behandlungsbeginn. Die übrigen Patienten mit arteriellen Durchblutungsstörungen an anderen Organen zeigten ähnliche Verbesserungen[46]. Einige Jahre später (1993) führten Dr. Terry Chappell und Dr. John Stahl eine Meta-Analyse der zu diesem Zeitpunkt verfügbaren wissenschaftlichen Literatur zum Thema Chelattherapie durch. Dabei entstand ein Vergleich von 19 Studien verschiedener Forscher mit Daten von insgesamt 22.765 Patienten mit gefäßbedingten Herzerkrankungen. Es wurden nur jene Daten einbezogen, die objektiv nachweisbar waren. Das erfreuliche Ergebnis war, dass 87% der Patienten nach einer EDTA-Chelattherapie eine Verbesserung ihrer durchblutungsbedingten Herzbeschwerden hatten[47]. Diese Untersuchung zeigt, dass die positive Verbesserung, die ein Herzgefäß-Patient durch die Chelattherapie erlebt, kein Einzelfall ist, sondern auch von der überwiegenden Mehrheit der anderen Chelat-Patienten bestätigt wird.

Leider werden in Deutschland völlig neuartige Behandlungsansätze, die nicht in einem Labor erforscht wurden, oftmals nur sehr widerwillig zur Kenntnis genommen. Sie werden ignoriert oder kurzerhand als unwissenschaftlich abgetan – egal wie gut die Erfolge der Behandlung sind. So gibt es einerseits seit über 50 Jahren Ärzte, die die Chelattherapie erfolgreich anwenden und ihre Wirksamkeit sozusagen täglich aufs Neue erleben. Andererseits hat die Mehrheit der Ärzte keine eigenen Erfahrungen mit der Chelattherapie. Und dennoch treten einige der Letztgenannten gerne als Experten auf, um jeglichen Nutzen der Chelattherapie bei der Behandlung von Durchblutungsstörungen zu bestreiten – stattdessen bevorzugen sie ihre eigenen Behandlungsformen: Medikamente, Herzkatheter, Stenteinlagen, Ballondilatationen, Amputationen oder Bypass-Operationen.

INTERVIEW: Herzinfarkt II

Marlies Z., Kosmetikerin, 43 Jahre:

Frau Z., Sie hatten mit 43 Jahren einen Herzinfarkt. Haben Sie sich damals die Ursache erklären können?

Da kamen wohl einige Faktoren zusammen, sicher war es auch stressbedingt.

Wie haben Sie gemerkt, dass Sie womöglich einen Herzinfarkt haben?

Ich hatte Übelkeit, Schwindel und mein Brustkorb hat sich zusammengezogen, vom Hals abwärts bis in die Arme.

Das war sicher auch schmerzhaft?

Der Schmerz war weniger schlimm, nur die Atemnot war sehr stark. Ich habe gemerkt, da stimmt etwas nicht. Dieser Druck hat nicht mehr nachgelassen.

Passierte das während Ihrer Arbeit im Kosmetikstudio?

Nein, beim Einkaufen, da habe ich das gemerkt. Ich bin sogar noch nach Hause gefahren, doch das war gar nicht so einfach. Ich hatte mich dann hingelegt und meine Mutter angerufen. Die ist gekommen und hat den Notarzt verständigt.

Sie sind dann ins Krankenhaus gekommen. Was passierte dort?

Man hat mir einen Herzkatheter gelegt und festgestellt, dass es sich um eine langstreckige 75 %ige Verengung handeln würde, wahrscheinlich als Folge eines Risses in der Arterienwand. Die genaue Diagnose des Krankenhauses lautete „koronare Ein-Gefäß-Erkrankung mit langstreckiger 75 % Stenose eines Herzkranzgefäßes". Man sagte mir, das kommt ganz selten vor.

Was wurde daraufhin gemacht?

Im Krankenhaus wurde das Blutgerinnsel in dem Herzgefäß mit Blutverdünnungsmittel aufgelöst. Zwei Tage später wurde nochmals ein Herzkatheter gelegt, weil der Professor, der beim ersten Mal außer Haus war, sich das selbst anschauen wollte. Er hat die Diagnose bestätigt. Da die Verengung zu lang war, konnte man mir keinen Stent setzen, sondern das musste von alleine wieder verheilen. Ich bin medikamentös versorgt worden mit blutverdünnenden Mitteln, Blutdruckmedikamenten und Cholesterinsenkern. Später sollte ich noch einmal zur Kontrolle kommen.

Wann ist das alles passiert?

Im Oktober 2004. Anschließend bin ich drei Wochen zur Reha gefahren.

Wie kamen Sie darauf, dass der Herzinfarkt auch mit einer Schwermetallbelastung zu tun haben könnte?

Vor meinem Herzinfarkt war ich auf einem Vortrag über Wasserfilteranlagen und habe dort einen Arzt kennengelernt, der mit Schwermetallausleitungen arbeitet. Relativ zeitnah habe

ich einen Termin bei ihm gemacht und auch den Schwermetallbelastungstest durchführen lassen. Als ich dann den Herzinfarkt hatte, habe ich ihm davon erzählt. Er empfahl mir die
Ausleitung. Die erste habe ich noch vor der Reha machen lassen. Nach Abschluss der Reha wurde die Therapie fortgesetzt.

Welche Schwermetallbelastung ergab der Test bei Ihnen?

Verschiedene Werte waren zu hoch, am schlimmsten waren
Aluminium, Kupfer, Nickel, Blei und Quecksilber.

Über welchen Zeitraum erstreckte sich die Ausleitung?

Ich war ein bis zwei Mal die Woche in der Praxis, je nachdem,
wie es mein Job zugelassen hat. Und insgesamt waren es 17
Ausleitungen. Im Frühjahr 2005 waren die Ausleitungen abgeschlossen.

Gab es außerdem noch weitere Behandlungen?

Parallel dazu erhielt ich Ozon-Behandlungen sowie eine
Colon-Hydro-Darmreinigung. Darüber hinaus wurde ich mit
Mineralien und Vitaminen aufgebaut.

Die Schwermetallausleitung an sich haben Sie gut vertragen?

Ja, ich muss auch sagen, dass ich mich nach Abschluss der Ausleitung leicht und vital fühlte, man wirkt scheinbar auch verjüngt. Jedenfalls haben das Außenstehende zu mir gesagt. Es
ist scheinbar so, dass dieses ‚Ausputzen' den Körper verjüngt.

**Sie sollten sich ja auch noch einmal in der Klinik zur Nachun-
tersuchung vorstellen. Was hat diese Kontrolle ergeben?**

Da wurde wieder eine Untersuchung mittels Herzkatheter
gemacht und es hieß, es wäre alles o.k., die Arterien wären
nicht mehr verengt und der Riss wäre zugeheilt.

Traten danach noch einmal Herzprobleme auf?

Nein, seitdem nicht mehr, bis auf Herzrasen ab und zu. Es kann aber auch sein, dass das Panik meinerseits war, aus Angst, wieder einen Herzinfarkt zu bekommen.

Man könnte sagen, das Grundproblem war innerhalb von einem halben Jahr behoben und seitdem sind Sie beschwerdefrei?

Genau.

Dann bedanke ich mich für das Gespräch und wünsche Ihnen alles Gute weiterhin!

Die Anzahl der Ausleitungsbehandlungen und die Therapiedauer sind von Patient zu Patient unterschiedlich und hängen vom Beschwerdebild und der Schwermetallbelastung ab. Manche Patienten schrecken vor der Mühe zurück über mehrere Wochen hinweg regelmäßig zu einer Behandlung in eine geeignete Praxis kommen zu müssen. Doch zumindest für die Patienten, die bisher zu Wort gekommen sind, hat sich die Anstrengung gelohnt. Das Beispiel von Frau Z. zeigt außerdem, dass nach einer erfolgreichen Behandlung keine Dauertherapie nötig sein muss: Frau Z. ist seit der 6-monatigen Therapie inzwischen über 6 Jahre beschwerdefrei.

Chronische Müdigkeit, Erschöpfung und Depressionen

Depressionen gehören zu den weltweit am häufigsten auftretenden Krankheiten. 121 Millionen Menschen sind davon betroffen – Tendenz: steigend. Das Risiko, einmal im Leben an einer Depression zu erkranken, beträgt für Frauen 25 % und für Männer 12 %[48].

Depressionen gehören zu den schwer behandelbaren Krankheiten, unter denen die Betroffenen jedoch stark leiden. Hinzu kommt, dass Patienten mit Stimmungsschwankungen, Erschöpfungszuständen, Ängsten, Depressionen und anderen psychischen Beschwerden oftmals nur unzureichend therapiert werden: Eine gründliche Ursachenforschung auf körperlicher Ebene gibt es nur sehr selten. Stattdessen erfolgt rasch der Griff zum Rezeptblock, um das Problem durch ein oder mehrere Psychopharmaka zu beseitigen. Wird nicht nach den äußeren Auslösern psychischer und psychosomatischer Beschwerden gesucht, so laufen ambulante und stationäre Psychotherapien allzu oft am Ziel vorbei. Eigene Praxiserfahrungen und die wissenschaftliche Fachliteratur machen die Rolle von äußeren Auslösern für psychische Beschwerden deutlich: Schwermetalle und weitere Belastungen des Nerven- und Immunsystems führen zu neurologischen und psychischen Beschwerden. Werden diese entdeckt und behandelt, können durchaus auch psychische Beschwerden positiv beeinflusst werden. Im Idealfall werden Psychopharmaka abgesetzt oder ihre Erstverordnung überflüssig, stationäre Aufenthalte in psychiatrischen Kliniken vermieden und die Arbeitsfähigkeit kann erhalten oder wiederhergestellt werden. Wer sich mit der Problematik etwas näher beschäftigt wird auf eine Fülle an Informationen stoßen, die die Auswirkungen von Umweltbelastungen auf die Entstehung psychischer und psychosomatischer Beschwerden belegen[49,50,51]. Umso erstaunlicher und in gleichem Maße unverantwortlich erscheint es, dass Menschen, die unter einem Leistungstief, unter Erschöpfungszuständen, Schlafstörungen, Ängsten und Depressionen leiden, so gut wie nie hinsichtlich ihrer Schwermetallbelastung untersucht und behandelt werden. So bleiben Therapieoptionen ungenutzt, die eine ursächliche Behandlung und Gesundung ermöglichen könnten.

Eine gute Gehirnfunktion ist gekennzeichnet durch eine ausgewogene Wechselwirkung vieler daran beteiligter Bausteine, wie Hormone, Neurotransmitter, Mineralien, Spurenelemente, Vitamine u. a. Wird dieses Gleichgewicht gestört, kommt es zuerst zu Beeinträchtigungen der Hirnleistungsfähigkeit, es können sich Aufmerksamkeit, Konzentration, Lern- und Merkfähigkeit verschlechtern. Bleiben die Ursachen unbehandelt, so treten Schlafstörungen, Erschöpfungszustände und depressive Stimmungsschwankungen auf. Seit vielen Jahren ist bekannt, dass Schwermetalle und andere Umweltgifte Gehirn und Nervensystem negativ beeinflussen. Demenzerkrankungen, Morbus Alzheimer, Morbus Parkinson und Multiple Sklerose sind einige Beispiele für neurologische Krankheiten, die durch Schwermetalle ausgelöst oder verstärkt werden können. Weniger Beachtung haben bislang die durch Schadstoffe ausgelösten psychischen Beschwerden gefunden. Inzwischen kritisieren allerdings einige Wissenschaftler, dass Vergiftungen als Ursachen von psychischen Beschwerden meist übersehen werden. Sie sagen, dass in den letzten 40 Jahren eine beispiellose Freisetzung von giftigen Substanzen erfolgt ist, die allesamt die Fähigkeit besitzen, die Gehirnfunktionen zu stören. Die klinische Bedeutung von Schwermetallen, Pestiziden, Chemikalien und anderen hormonell und neurotoxisch wirkenden

Substanzen wird von der medizinischen Fachwelt viel zu wenig beachtet. Dabei erweist sich das Vorgehen nach sogenannten Leitlinien, die das ärztliche Handeln regeln sollen, als Hemmschuh. Depressionen, Persönlichkeitsstörungen, Zwangsstörungen und verschiedene Formen von Psychosen werden nach dem gleichen Schema behandelt: Zuerst die Befunderhebung im Gespräch und ggf. einige Laboruntersuchungen zum Ausschluss einzelner weniger äußerer Auslöser wie Vitamin-B_{12}-Mangel, Blutarmut oder Schilddrüsenfunktionsstörungen. Daran schließt sich eine medikamentöse Therapie eventuell mit Psychotherapie oder sozialer Unterstützung an. Als Auslöser für psychische Beschwerden wird meist die Theorie eines chemischen Ungleichgewichts im Körper auf der Grundlage einer genetischen Veranlagung angenommen. Zwar sind in der aktuellen Fassung der Internationalen Klassifikation der Krankheiten (ICD-10) auch äußere Ursachen psychischer Störungen erfasst, doch diese beziehen sich nicht auf Schwermetalle, Chemikalien und andere bekannte Nervengifte. Einige wenige Wissenschaftler fordern deswegen, dass die Messung und Behandlung von Schwermetallbelastungen und anderen Umweltgiften in die Behandlung von psychischen Beschwerden Einzug halten soll[52].

Die Ursachen, die zu einer Depression führen, können sehr verschieden sein. Grundsätzlich unterscheidet man zwischen einer endogenen (inneren) und einer exogenen (von außen kommenden) Depression. Natürlich gibt es auch Mischformen: Die genetische Anlage zur Depression wird durch äußere Einflüsse aktiviert oder verschlechtert. Diese Einflüsse können zum Beispiel Chemikalien sein, die zum Pflanzenschutz und zur Schädlingsbekämpfung eingesetzt werden und in der Nahrung vorliegen. Dazu reichen bereits geringe Mengen aus, die unterhalb der Konzentrationen liegen, die lange Zeit als sicher galten.

Eine der negativen Folgen, die durch Umweltgifte im Körper ausgelöst werden, ist die entzündungsfördernde Wirkung dieser Substanzen (s. S. 36 ff). Entzündungen wiederum fördern Depressionen. So hat man beobachtet, dass Beschwerden, die während einer akuten oder chronischen Infektion in der Stimmung und im Verhalten eines Patienten auftreten, oftmals denen einer Depression sehr ähnlich sind. Dazu zählen Energiemangel, Niedergeschlagenheit, Appetitlosigkeit, Schlaflosigkeit, Schmerzüberempfindlichkeit, Vernachlässigung der Körperpflege, Rückzug von sozialen Aktivitäten und Konzentrationsstörungen. Dies kann ebenso durch Impfungen erfolgen, die man auch als ‚künstliche Infektion' bezeichnen kann. So zeigte eine Untersuchung von jungen Mädchen, die gegen Röteln geimpft wurden, dass einige der Mädchen zehn Wochen nach der Impfung unter depressiven Symptomen litten[53]. Auch beim Einsatz von Entzündungsbotenstoffen (Interferon, Interleukine) in der Behandlung von Hepatitis C und Krebserkrankungen beobachtet man oft schwere Befindlichkeitsstörungen in Form von Depressionen, Müdigkeit (Fatigue), Schlaflosigkeit, Reizbarkeit, Appetitlosigkeit, Merk- und

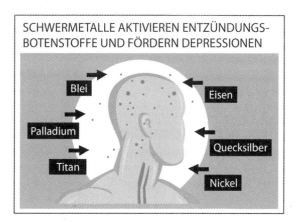

SCHWERMETALLE AKTIVIEREN ENTZÜNDUNGS-
BOTENSTOFFE UND FÖRDERN DEPRESSIONEN

Blei
Eisen
Palladium
Quecksilber
Titan
Nickel

Schwermetalle

Konzentrationsstörungen. Schon diese wenigen Beispiele legen eine Verbindung von chronischen Entzündungen und dem Auftreten von depressiven Symptomen nahe. Verantwortlich gemacht wird dafür die Freisetzung entzündungsfördernder Botenstoffe. Diese können nicht nur durch Krankheitserreger, sondern auch durch verschiedene Metalle ausgelöst werden. Natürlich kann ein Mensch auch eine schleichende Virusinfektion, eine chronische Borreliose und eine unentdeckte Schwermetallbelastung gleichzeitig haben. Das macht die Behandlung des Betroffenen schwieriger, aber nicht unmöglich.

Wichtig zu beachten ist bei der Suche nach auslösenden Faktoren, dass Entzündungen und Giftstoffe praktisch von jeder Stelle der Körpers aus direkt auf das Nervensystem einwirken können. Dadurch werden im Gehirn Veränderungen ausgelöst, die Konzentration, Merkfähigkeit, Gefühl, Beweglichkeit und Temperaturregulation beeinträchtigen[54]. Dies kann auch das als ‚Glückshormon' bekannte Serotonin betreffen. Menschen mit Depressionen haben oft einen zu niedrigen Serotoninspiegel oder zu wenig seines Vorläufers Tryptophan. Viele Medikamente, die zur Behandlung von Depressionen eingesetzt werden, versuchen einen positiven Einfluss auf den verringerten Serotoninspiegel zu nehmen. Weniger beachtet wird, dass verschiedene Entzündungsbotenstoffe zum verstärkten Abbau von Tryptophan und dadurch zu einem verminderten Serotoninspiegel führen. So erklärt sich auch, wie Metalle Depressionen auslösen oder verstärken können: durch die Bildung von Entzündungen und die Verringerung des Serotoninspiegels.

Neben einer normalen Serotoninkonzentration ist die Fähigkeit zu lernen, äußere Einflüsse zu verarbeiten, zu speichern und zu beantworten ein wesentliches Merkmal einer ausgewogenen Psyche. Dafür werden im Gehirn immer wieder neue Nervenkontakte, sogenannte Synapsen, geknüpft. Ist die Fähigkeit, Synapsen neu zu verschalten und zu lösen, eingeschränkt, so sind auch die Möglichkeiten des Menschen reduziert, angemessen auf Umweltreize und innere Impulse zu reagieren. Die eingeschränkte oder überforderte Anpassungsfähigkeit des Gehirns auf Reize gilt als eine wichtige Grundlage für Depressionen. Sie wurde erstmals 1997 als ‚Neuroplastizitätshypothese‘ beschrieben. Eine Schlüsselrolle spielt dabei ein Eiweiß, das wichtig ist für die Bildung von Nervenkontakten. Es trägt den etwas umständlichen Namen ‚c-AMP-responsive element-binding protein‘, abgekürzt CREB. Offensichtlich geht das Auftreten von Depressionen mit einer Verringerung von CREB einher.

Einige Antidepressiva wirken über die Aktivierung und Erhöhung dieses Proteins. Umwelteinflüsse wie Blei haben hingegen einen negativen Einfluss auf die CREB-Konzentration in bestimmten Gehirnregionen. Betroffen sind genau jene Regionen, die auffällig oft bei Patienten mit Depressionen krankhaft verändert sind[55].

Auch Cadmium ist ein häufiges Umweltgift mit einer langen Verweildauer im Körper. Es kommt u. a. im Zigarettenrauch und in konventionell gedüngtem Gemüse vor. Cadmium kann den Calciumstoffwechsel der Zelle so stören, dass Calcium mit CREB reagiert, was ihre normale Funktion stört. Neben Cadmium können auch andere giftige Metalle den Calciumstoffwechsel stören: Aluminium, Blei, Quecksilber, Methylquecksilber und Nickel. Somit besitzen auch diese Metalle

Giftige Metalle

► fördern Entzündungen
  ▸ führen dadurch zum Abbau von Tryptophan
    ▸ verringern darüber das ‚Glückshormon‘ Serotonin

und

► stören den Calciumstoffwechsel
  ▸ führen dadurch zu einer Verringerung von Eiweißen für Nervenkontakte im Hirnstoffwechsel
    ▸ schränken darüber die Fähigkeit ein, Einflüsse zu verarbeiten

– zumindest theoretisch – das Potenzial die CREB-Aktivität zu beeinträchtigen und könnten Hirnleistungsstörungen und Depressionen auslösen.

INTERVIEW: Depressionen und Neurodermitis

Ina F., medizinisch-technische Assistentin, 48 Jahre

Frau F., seit wann hatten Sie Depressionen?

Das begann vor einigen Jahren. Am Anfang habe ich versucht, das selbst in den Griff zu bekommen und es auch abgetan als Stimmungstief. Im Laufe der Jahre wurde das jedoch so schlimm, dass ich das Gefühl hatte, ich kann nicht mehr konzentriert arbeiten. Das hat sich auch so geäußert, dass ich geradezu Erinnerungslücken hatte. Zum Beispiel stand ich mal am Geldautomaten und wusste meine Geheimzahl nicht mehr. Also richtige Ausfälle. Ich hatte das aber nicht direkt mit der Depression in Verbindung gebracht.

Wann genau ist Ihnen aufgefallen, dass etwas nicht stimmen kann?

Ich denke, dass es 2006 angefangen hat, da war ich 44 Jahre.

Gab es zu diesem Zeitpunkt irgendein Ereignis, was diese Depressionen hätte auslösen können?

Ich weiß keinen konkreten Anlass, könnte mir jedoch vorstellen, dass es mit Stress zusammenhing.

Es hat also eher schleichend begonnen?

Genau.

Hatten Sie in 2006 etwas unternommen gegen Ihre Beschwerden?

Ich bin zunächst zu meiner Hausärztin gegangen. An dem Tag war ich in einem sehr schlechten Zustand. Nachts konnte ich häufig nur schlecht schlafen, so war ich tagsüber oft müde. Ich verlor an Gewicht, weil ich häufig keinen Appetit hatte. Meine Hausärztin meinte, das wären Depressionen und überwies mich gleich zu einer Neurologin. Diese verschrieb mir ein Antidepressivum. Sie meinte, ich müsse erst einmal aus diesem Loch herauskommen.

Hatte das Medikament Erfolg?

Ja, nach vier Wochen fühlte ich mich wirklich besser. Die Energie kam zurück und meine gesamte Stimmungslage war wieder normal, so wie ich eigentlich immer war.

Sie waren damals 44 Jahre. Kann es sich nicht um Wechseljahresbeschwerden gehandelt haben?

Das hat keiner in Betracht gezogen, wohl weil ich mit Anfang 30 meine Gebärmutter verloren habe. Ich weiß gar nicht, ob ich in den Wechseljahren war. Ich hatte ja meine Menstruation seitdem nicht mehr und so konnten auch keine Tage ausbleiben, die ich als Anzeichen hätte vermuten können. Und die Wechseljahresbeschwerden, die man häufig hört, wie zum Beispiel Schwitzen, hatte ich nicht.

Dieser depressive Zustand war sicher nicht einfach für Ihr Umfeld?

Das kann man sagen. Ich bin eigentlich glücklich verheiratet, doch als ich diese Depressionen hatte, meinte mein Mann, ich wäre zickig. Dann gab ein Wort das andere. Also es war für unsere Beziehung auch eine belastende Zeit.

Wie war es im Beruf?

Auch schwierig. Ich habe mich zur Arbeit geschleppt und an manchen Tagen konnte ich mich so schlecht konzentrieren, dass ich meine Kolleginnen gebeten habe, eine wichtige Aufgabe zu übernehmen, während ich dann Arbeiten gemacht habe, bei denen nicht viel passieren kann. In meinem Beruf ist es fatal, wenn man unkonzentriert ist und dann Fehler macht. Dann könnte es zum Beispiel passieren, dass man bei Gewebeproben die Patientennamen vertauscht. Sie können sich vorstellen, was das für dramatische Auswirkungen hätte. Zum Glück habe ich sehr nette Kolleginnen, die mir zur Seite standen.

Wie ging es weiter?

Ich habe das Medikament einige Monate genommen, bin zu meinen Terminen bei der Neurologin gegangen, die war sehr zufrieden. Und ich fragte dann, ob man das Medikament nicht auch mal reduzieren könnte, denn ich wollte nicht mein Leben lang ein Antidepressivum nehmen. Sie riet jedoch ab und meinte, so schnell würde sie das nicht machen. 2007, als ich die Tabletten ein Jahr lang brav eingenommen hatte, sprach ich sie nochmals darauf an, ob wir nicht reduzieren könnten, und sie meinte: „Ja, können wir machen."

War das erfolgreich?

Ja, es hat gut geklappt mit der Hälfte der Dosis, also von 2 mg auf 1 mg.

Hatten Sie irgendwelche Nebenwirkungen aufgrund des Antidepressivums?

Schwitzen, denn das hatte ich vorher überhaupt nicht gekannt. Speziell im Sommer war es sehr schlimm.

War das auch ein Grund, warum Sie das Antidepressivum absetzen wollten?

Nein, der vorrangige Grund war, dass ich sehr ungern Tabletten einnehme. Es war auch so, wenn ich mir diesen Beipackzettel durchlas, war mir klar, dass ich diese Tabletten nicht auf Dauer einnehmen möchte.

Wie hätte der Weg dorthin aussehen können?

Ich habe die Neurologin immer wieder darauf angesprochen, doch sie hielt mich stets davon ab. Sie argumentierte, dass das nicht so gut wäre, das Mittel hätte ich noch zu kurz genommen. So habe ich die Eigeninitiative ergriffen, was aber nicht so gut war.

Was genau haben Sie gemacht?

Im Herbst 2008 – was vielleicht von der Jahreszeit auch schlecht gewählt war – habe ich selbst versucht, das Medikament wegzulassen. Und das ging vollkommen daneben. Da habe ich zum ersten Mal die Gefährlichkeit dieser Sache gesehen. Ich habe es langsam reduziert. So meinte ich jedenfalls. Ich wusste nicht, dass es noch langsamer zu machen ist. Also ich habe von 1 mg auf 0,5 mg reduziert und das wochenlang so eingenommen. Danach reduzierte ich auf 0,25 mg ebenfalls über Wochen. Und dann habe ich es weggelassen.

Was passierte dann?

Dann wurde es ganz schlimm. Ich hatte innere Unruhe, Schlaflosigkeit, ich stand richtig neben mir. Und ich stellte fest, es geht nicht: So kann ich nicht leben. Ich war auch teilweise aggressiv, was ich sonst überhaupt nicht bin. Ich habe sogar unseren Nachbarn angeschrien, ohne besonderen Anlass. Es war ganz schwierig. Ich habe das Gefühl gehabt, ich bin nicht mehr die, die ich mal war. Ich war selbst von mir geschockt.

Und dann sind Sie wieder zu der Neurologin gegangen?

Ja, und die war natürlich nicht begeistert über meinen eigenmächtigen Versuch und hat gemeint, das wäre ganz schlecht und ich soll jetzt wieder anfangen. Das habe ich auch gemacht, nur seltsamerweise hat es in diesem zweiten Abschnitt der

Einnahme angefangen mit den Hautproblemen, also mit der Neurodermitis.

Welche Dosis hatten Sie beim zweiten Anlauf genommen?

Wieder 10 mg. Und es war von den Stimmungen her auch wieder in Ordnung.

Die Psyche war ok, doch die Haut hat reagiert?

So ist es. Ich habe die Neurodermitis aber nicht sofort mit dem Antidepressivum in Verbindung gebracht, denn vorher hatte ich ja auch keine Hautprobleme. Letztendlich weiß ich auch heute nicht genau, ob es mit dem Medikament in Verbindung stand.

Was haben Sie gegen die Hautprobleme unternommen?

Ich habe das erst einmal selbst behandelt, also schön eingecremt. Der Ausschlag trat hauptsächlich um die Augen herum auf. Begonnen hatte es mit Trockenheit und dann ging es über in rote Flecken und wahnsinnig schlimmen Juckreiz. Ich suchte daher eine Hautärztin auf, die mir eine Cortison-Salbe verschrieben hat. Die sollte ich drauf geben und dann langsam wieder absetzen.

Ging das mit dem Absetzen?

Nein, das hat überhaupt nicht funktioniert, denn dann kam es sofort wieder. Ich bekam den Ausschlag auch in den Armbeugen und an diversen Stellen am Körper. Wobei das nicht so schlimm war, am Schlimmsten war es im Gesicht: Mittlerweile nicht nur die Augen, sondern am Mund, an den Lippen. Es war so, dass ich morgens meine Augen erst gar nicht richtig aufbekommen habe.

Und Sie waren wahrscheinlich nicht begeistert, als Sie die Cortison-Salbe nicht absetzen konnten?

Genau. Zudem hatte ich gelesen, dass man Cortison-Salben im Gesicht nicht auf Dauer anwenden sollte. Ich bin daher in die Hautklinik unserer Uni gefahren, weil ich dachte, das müssten ja eigentlich die Profis auf dem Gebiet sein. Mal sehen, was die sagen, denn die niedergelassenen Hautärzte haben vielleicht andere Interessen.

Was empfahl man Ihnen dort?

Die meinten, das Cortison wäre gar nicht gut, ich solle das sofort weglassen und stattdessen so eine Art Vaseline-Creme drauf geben und vorher Kompressen, die in schwarzem Tee getränkt waren. Das habe ich alles gemacht, es hat nichts geholfen. Das einzig Positive war, dass die Augen durch die Kühlung mit den Kompressen nicht so dick angeschwollen sind. Ich habe schlimm ausgesehen. Nach einem Dreivierteljahr endlich die richtige Therapie.

Wie sind Sie letztendlich auf den richtigen Therapeuten gestoßen?

Mit diesen angeschwollenen und roten Augen bin ich zu dem Hofladen gefahren, wo wir immer unsere Lebensmittel einkaufen. Die Verkäuferin dort kennt mich lange und empfahl mir einen Arzt, der bei vielen schwer handhabbaren Krankheiten eine Lösung wüsste. Das habe ich gemacht.

Wann war das?

Im September 2009. Ich habe mich ein Dreivierteljahr mit diesem schweren Ausschlag herumgeplagt.

Was wurde Ihnen in der Arztpraxis empfohlen?

Erst einmal, dass ich die Cortison-Salbe noch eine Weile verwenden muss für die Augen. Denn wenn ich das nicht tue, könnte es Schäden im Inneren der Augen geben, weil es außen sehr angeschwollen war. Und er meinte, wir müssten die Ursache für diese Beschwerden finden. Es könnte eine Schwermetallbelastung sein, möglicherweise beruflich bedingt. Er schlug einen Schwermetalltest vor.

Wie war die Ausgangssituation damals?

Zu der Zeit hatte ich ja immer noch dieses 10 mg Antidepressivum genommen, meine Augen waren wie gesagt sehr betroffen von der Neurodermitis. Und insgesamt war ich, aufgrund dieser Hauptprobleme, auch psychisch etwas lädiert. Ich war es gewohnt, mich zu schminken, und das war nicht möglich. Ich musste stets mit diesem seltsamen Aussehen zur Arbeit und zu meinen sonstigen Aktivitäten gehen. Das kratzte natürlich an meinem Selbstbewusstsein.

Wie fiel dieser Schwermetallbelastungstest aus?

Ganz verheerend. Es waren viele Werte erhöht, besonders Kupfer und Mangan. Wobei der Arzt meinte, das Kupfer wäre nicht so schlimm. Allerdings waren meine Selen-Werte zu niedrig, Selen ist sehr wichtig, damit die Schwermetalle vom Körper ausgeschieden werden können. Sehr hohe Werte hatte ich auch bei Arsen und Blei, sowie bei Cadmium und Palladium. Dazu fällt mir ein, dass beim Hautarzt ein Allergietest gemacht wurde, der hervorbrachte, dass ich eine Nickelallergie hätte. Und bei dem Test zur Feststellung der Schwermetallbelastung war mein Nickelwert viel zu hoch. Das war für mich natürlich erst recht ungünstig wegen der Nickelallergie.

Gab es noch andere Metalle, bei denen Sie erhöhte Werte hatten?

Ja, Quecksilber und Zinn. Also die schlimmsten Auswirkungen hatten seiner Einschätzung nach Quecksilber, Blei und Nickel, und das noch vor dem Hintergrund, dass ich zu wenig Selen hatte.

Haben Sie mögliche Ursachen besprochen, wie Sie zu diesen hohen Werten gekommen sind?

Er meinte, die Ursachen können im beruflichen Bereich liegen, doch auch in der Umwelt, in der wir leben. Nickel wäre zum Beispiel in vielen Produkten drin, übrigens auch in Schwarztee! Und dann ist es natürlich ganz schlecht, wenn man bei einer Nickelallergie eine Schwarztee-Kompresse auf die Haut gibt. So etwas wissen die normalen Ärzte in der Regel gar nicht.

Die Therapie umfasste dann erst einmal eine gründliche Ausleitung?

Ja, die Ausleitung wurde mit den Chelat- und DMPS-Infusionen durchgeführt. Von September 2009 bis Januar 2010.

Wie oft mussten Sie dazu in der Praxis erscheinen?

In den ersten drei Monaten habe ich einmal in der Woche eine Infusion bekommen. Dazu gab es eine ganze Reihe begleitender Maßnahmen: Zum Beispiel musste ich hoch dosierte Vitamine nehmen, in Wasser aufgelöste grüne Mineralerde zum Entgiften, Calcium, Magnesium, Selen und Zink hochdosiert. Und für das Darmmilieu habe ich Milchsäurebakterien genommen.

Hat es in dieser Zeit Verbesserungen gegeben?

Am schnellsten verschwand der Juckreiz auf der Haut, der war nach circa zwei Monaten verschwunden. Und die Haut selbst war einigermaßen gut, weil ich auf Anraten des Arztes die Cortison-Salbe solange genommen habe, bis die Ursache behoben war. Und ich hatte immer noch im Hinterkopf, dass ich mein Antidepressivum gerne absetzen würde. Das habe ich mit dem Arzt besprochen. Und er stimmte zu, doch meinte, das müssten wir ganz, ganz langsam machen. Ich habe durch seine Auskunft dann eingesehen, dass das Absetzen, was ich ein Jahr zuvor versucht hatte, viel zu schnell war. Die Neurologin meinte seinerzeit, wenn man nur noch eine halbe oder eine viertel Tablette nehmen würde, wäre das so gering, da könnte man es gleich weglassen. Der Arzt wiederum sagte, das stimmt überhaupt nicht, weil die Informationen in den Zellen noch ganz lange da sind, die Wirkung verpufft also nicht derart schnell. Und so habe ich diese äußerst langsame Reduzierung der Dosis unter seiner Anleitung parallel zu den Ausleitungen vorgenommen.

Nachdem die Ausleitung in den ersten drei Monaten noch nicht die große Wende gebracht hat, wurde die Behandlung intensiviert?

Ja, insofern, dass es nach der Ausleitung eine Spritze mit Zink, Vitamin C und Cystein gab. Und weil wir das Ziel hatten, das Antidepressivum abzusetzen, erhielt ich eine Eigenblutbehandlung mit Johanniskraut. Also mir wurde Blut abgenommen, ich hatte in der Apotheke homöopathisches Johanniskraut besorgt, und die Arzthelferinnen haben mein Blut damit versetzt und mir das per Injektion wieder verabreicht.

Wie lange erfolgte diese Art der Behandlung?

Sicher bis März 2010, wobei die Ausleitungen nicht mehr jede Woche, sondern alle zwei bis drei Wochen gemacht wurden. In dem Frühjahr haben wir dann auch gewagt, das Antidepressivum wegzulassen und die Cortison-Salbe langsam zu reduzieren. Also mal habe ich sie genommen, dann ein paar Tage nicht, dann habe ich sie wieder drauf getan und so schleichend abgesetzt.

Wie hat sich Ihre Haut im ersten Quartal 2010 entwickelt?

Durch das Reduzieren der Cortison-Salbe sah sie erst einmal wieder schlechter aus, doch das scheint bei Cortison ein Entzugsproblem zu sein. Die Haut war daran gewöhnt und hat auf den Entzug reagiert. Als es auf Pfingsten zuging, war ich so weit, dass ich die Cortison-Salbe nur noch alle paar Wochen verwendet habe, immer wenn es seltsam ausgesehen oder gejuckt hat. Zu dem Zeitpunkt war die Haut schon recht in Ordnung und die Psyche war auch in Ordnung. Ab da ging es gut. Also es ist nicht so wie in der Schulmedizin, man nimmt ein Antibiotikum und dann sind die Beschwerden auf einmal weg, sondern das geht ganz langsam. Ich weiß auch, dass wir im März/April noch vier Chelat-Ausleitungen angeschlossen hatten. Und danach haben wir Pause gemacht.

Doch es war nicht alles komplett weg?

Der Arzt meinte, das hätte noch eine Nachwirkung, es kann noch mal etwas aufflackern. Ich habe die Tabletten mit den Mineralien und für die Darmsanierung auch weiter genommen. Und es ist dann immer besser und besser geworden, ohne dass ich eine Infusion oder Spritze hätte bekommen müssen. Mich interessierte allerdings, wie weit die Schwermetallbelastung zurückgegangen war, das hätte allerdings einer weiteren Infusion bedurft und es war so nett, wie er dann antwortete: „Naja, jetzt haben wir den Berg erklommen, jetzt sitzen wir erst einmal oben, genießen die Aussicht und machen mal gar nichts." Wir haben daher vereinbart, dass ich im August wiederkomme.

Pfingsten war also folgender Stand der Dinge: Sie konnten das Antidepressivum und die Cortison-Salbe weglassen und brauchten keine Infusionen mehr?

Genau. Und was noch interessant ist: Ich hatte früher öfter Kopfschmerzen, die waren auch weg. Das war ein positiver Nebeneffekt. Darüber hinaus muss ich sagen, dass ich mich insgesamt viel besser fühle als vor dieser Erkrankung.

Was ergab der Schwermetallbelastungstest im August?

Die Werte waren deutlich verbessert, allerdings waren die Nickel- und Bleiwerte noch zu hoch. Alle anderen Werte waren in Ordnung.

Wie war die weitere Vorgehensweise?

Ich bekam abwechselnd Chelat- und DMPS-Infusionen, und zwar alle zwei bis drei Monate.

Das heißt, die Behandlung ist noch nicht komplett abgeschlossen?

Wir sind noch dabei. Ich war im November 2010 das letzte Mal dort, und jetzt wäre Anfang Februar wieder der nächste Termin für die Chelat-Infusion. Der Arzt meint, es muss noch ein bisschen besser werden. Symptome habe ich allerdings keine mehr.

Sie fühlen sich gut und vital?

Absolut. Die Psyche ist stabil. Die Haut ist gut, aber nicht so normal wie bei anderen. Als es jetzt zum Beispiel so kalt war, habe ich wieder trockene Stellen an den Händen oder am Arm gehabt.

Welche Mittel nehmen Sie zurzeit?

Nur noch Calcium, Magnesium und die Vitamine. Sonst nichts mehr. Und mir geht es insgesamt sehr gut, ich würde sogar sagen, besser als jemals zuvor. Vielleicht hatte ich ja schon Jahre zuvor schleichend Depressionen, ohne dass ich das selbst erkannt habe. Ich bin viel aktiver und unternehmungslustiger als früher. Diese Momente, dass ich zu diesem und jenem mal keine Lust habe, gibt es nicht mehr.

Sie haben also wieder Zugang zu Ihrer ursprünglichen Kraft?

Ja, genau. Ich war früher auch immer sehr viel krank, hatte ein Unterleibsproblem, eine Schilddrüsenüberfunktion. Es war ständig irgendetwas nicht in Ordnung. Mal Erkältung, mal Bauchschmerzen, mal Kopfweh. Das gibt es nicht mehr. Ich habe seitdem auch keine Erkältung mehr gehabt.

Was sagt Ihr Umfeld zu diesen Verbesserungen?

Die sind alle total erstaunt. Ich kenne auch eine Ärztin, die ähnliche Augenprobleme hat, wie ich damals. Und der habe ich von meiner erfolgreichen Therapie erzählt. Sie ist Schulmedizinerin und hat das total abgelehnt. Sie meinte, das glaubt sie nicht. Und für den Betrag, den mich diese Therapie gekostet hat, kann sie sich lebenslang Cortison-Salbe kaufen.

Davon halten Sie wiederum nichts?

Nein, mir war wichtig: Ich wollte die Ursachen lösen und überhaupt wollte ich mal eine vernünftige Diagnose haben. In der Schulmedizin ist man immer ganz schnell abgefertigt, doch die Hintergründe und Ursachen werden nicht beleuchtet. Vielleicht wäre meine Haut wirklich von alleine besser geworden durch persönliche Umstellung, doch dann wären die Probleme bei einer nächsten Stressreaktion wieder aufgetreten. Doch das sehen viele nicht. Denen ist eine solch umfangreiche Therapie auch zu mühsam und zu langwierig.

Welchen Betrag haben Sie investiert in Ihre Gesundheit?

2000 bis 3000 Euro

Dann sind Sie also einmal nicht in Urlaub gefahren und haben stattdessen Therapie gemacht?

Ja, das sagt mein Mann auch immer.

Sie sind gesetzlich krankenversichert, die Kasse hat das nicht bezahlt und dann haben Sie das selbst finanziert?

Richtig, wir haben zwar angefragt bei der Krankenkasse, weil sie kundgetan haben, dass sie ab Januar 2009 auch alternative

Therapien bezahlen, doch sie meinten, von diesen Dingen haben sie noch nie etwas gehört, und das zahlen sie nicht.

Empfehlen Sie die Therapie weiter?

Auf alle Fälle. Auch mein Mann ist begeistert davon. Er hatte zwar keine ernsthaften Beschwerden, doch er meinte, dass es doch vorbeugend eine gute Idee wäre, das zu machen. So hat er den Schwermetalltest machen lassen und da kam ein ganz anderes Ergebnis heraus: Er hatte einen sehr hohen Arsen-Wert. Woher das kommt, weiß man nicht. Doch seit letzten Sommer hat er ganz fleißig Chelattherapie gemacht und sagt, dass er sich viel besser fühlt, also: vitaler, leistungsfähiger, er kann sich alles viel besser merken, hat mehr Konzentration im Beruf.

Das betrifft fast jeden.

Ja, mittels der Chelattherapie geht die Verkalkung in den Arterien zurück und sie ist gut bei Durchblutungsstörungen. Was für meinen Mann ideal ist, weil er seit geraumer Zeit Probleme mit dem Fettstoffwechsel hatte. Man braucht jedoch Zeit, Geduld und Geld. Und ich muss sagen; mir haben die Infusionen auch wehgetan. Also das muss man in Kauf nehmen. Ich würde es jedoch jederzeit wieder machen, weil der Erfolg einfach sehr groß ist.

Herzlichen Dank für das Gespräch
und alles Gute weiterhin.

An diesem Beispiel einer Universitätsmitarbeiterin mit Depressionen und Neurodermitis wird deutlich, dass durch die Entgiftung von Schwermetallen und eine unterstützende regenerierende Therapie oftmals mehrere Beschwerden gleichzeitig behandelt werden können. Das ist kein Einzelfall sondern wird im täglichen Alltag der Schwermetallentgiftung immer wieder beobachtet. Die

Erklärung ist relativ einfach, wenn man um die Auswirkungen der toxischen Metalle im Körper weiß: Schwermetalle bilden freie Radikale, fördern die Entstehung von Entzündungen, stören das Gleichgewicht des Mineralhaushaltes und schädigen viele weitere grundlegende Vorgänge im menschlichen Körper, die als Risikofaktoren für unterschiedliche Krankheiten angesehen werden. So ist es logisch, dass man mit der Schwermetallentgiftung mehrere Risikofaktoren ursächlich behandelt und somit auch mehrere Symptome gleichzeitig positiv beeinflussen kann.

INTERVIEW: Chronische Müdigkeit und Multiple Chemikalienunverträglichkeit (MCS)

Sibylle K., Trainerin, 41 Jahre

Frau K., mit 29 Jahren ging es Ihnen gesundheitlich sehr schlecht. Wann erhielten Sie zum ersten Mal eine Diagnose, die Ihren Zustand erklärt hat?

1999, mit 30 Jahren, war ich bei einem Arzt, der damals als der Beste auf dem Gebiet der nicht zu erklärenden Symptome galt. Er stellte bei mir eine vielfache Chemikalienunverträglichkeit (MCS) fest, diagnostizierte eine Kryptopyrrolurie (Anm.: eine Stoffwechselstörung) sowie ein Sicca-Syndrom. Letzteres entsteht durch einen vielfachen Vitaminmangel und sorgt unter anderem dafür, dass die Schleimhäute austrocknen. Also trockene Augen, trockene Nasenschleimhäute, trockene Schleimhäute im oberen Urogenitaltrakt.

Wie wurden Ihre Beschwerden behandelt?

Ich habe hochdosiert Antioxidantien bekommen, kam so wieder ins Leben und konnte mein Studium zur Historikerin beenden. Ich habe meine Doktorarbeit angemeldet, habe fünf Jahre in der Ukraine gearbeitet und mich einigermaßen über Wasser gehalten.

Wie haben Sie sich stabilisiert?

Mit den Antioxidantien und dann hatte ich telefonische Sprechstunden mit dem Arzt.

Das heißt, es ging Ihnen mittelmäßig, doch nicht wirklich gut?

Im Vergleich zu anderen MCS-Patienten ging es mir richtig gut, schon peinlich gut. Doch ich hatte nicht die Lebensqualität, die ich heute habe. Ich hatte mich durch mein Leben geschleppt, es war alles ein Kraftakt. Hinzu kam, dass das Leben in der Ukraine auch nicht einfach war. Und was meinen Gesundheitszustand anging, dachte ich: Mein damaliger Arzt galt als einer der Besten. Etwas Besseres geht im Moment nicht. Ich muss mich mit der Situation arrangieren. Ich hatte mich damit abgefunden, dass ich nicht top-gesund bin und war einfach dankbar, dass es mir viel besser ging als anderen Betroffenen.

Welche Beschwerden hatten Sie genau, die Ihnen das Leben schwer machten?

Müdigkeit und Energieeinbrüche. Ich hatte phasenweise durchaus Energie, doch ich konnte sie nicht halten. Ich merkte, da war eine bestimmte Belastungsgrenze, die ich nicht überschreiten durfte. Denn wenn ich das tat, brauchte ich eine sehr lange Regenerationszeit. Darüber hinaus hatte ich Hungerattacken. Das heißt, ich musste immer etwas zum Essen dabei haben, weil ich sonst in Unterzuckerungszustände reinkam. Ich hatte mich bereits nach der LOGI Diät ernährt, weil mir der damalige Arzt das empfohlen hatte. Es handelt sich um eine kohlenhydratarme Ernährung. Es wurde damals übrigens auch noch festgestellt, dass ich eine Gluten-Unverträglichkeit habe.

Wie wirkt sich das aus?

Also wenn ich Gluten und Kohlenhydrate esse, werde ich sehr schnell sehr müde. Ich muss immer zusehen, dass ich das esse, was meinem Typ und meiner genetischen Disposition entspricht.

Das war es an Problemen?

Nein, es gab noch Konzentrationsprobleme, ein schlechtes Kurzzeitgedächtnis und Probleme beim abstrakten Denken.

Das sind eine Menge Beschwerden. Sie haben also weiter nach Lösungen gesucht?

Ja, als ich zurückkam aus der Ukraine habe ich begonnen, mich mit Kinesiologie zu beschäftigen, auch mit der Psycho-Kinesiologie nach Klinghardt und mit Regulationsdiagnostik. Ich habe nach etwas gesucht, das mir helfen könnte. Ich dachte, alles ist noch nicht in Ordnung, irgendeine Ursache gibt es noch, die nicht behoben ist. Deshalb war ich auch auf verschiedenen umweltmedizinischen Ärztefortbildungen und habe eine Heilpraktikerausbildung angefangen.

Wie sind Sie auf Ihren momentanen Arzt gekommen?

Durch den Vortrag einer Laborleiterin auf einer Ärztefortbildung der europäischen Akademie für Umweltmedizin in Würzburg. Ich bin seit zehn Jahren Mitglied bei der Deutschen Gesellschaft für Umwelt- und Humantoxikologie e.V., die geben eine Zeitschrift heraus, und da habe ich mich schlaugemacht. Im Jahre 2009 ging ich zu dem Arzt und er fand relativ schnell heraus, dass es sich um eine Schwermetallbelastung handelt.

Soweit ich weiß, haben Sie auch eine Mitochondriopathie (mehr Infos s. S. 84 ff)?

Das geht mit einer Schwermetallbelastung immer einher. Erhöhte Schwermetalle führen zu einer Mitochondriopathie. Die Mitochondrien sind die Kraftwerke der Zellen und wenn die geschädigt werden durch Schwermetalle oder Antibiotika, dann hat der Körper ein ernstes Problem. Man sieht das an der ATP-Bildung. Die war nach einem Dreivierteljahr Schwermetallausleitung bei mir wieder recht gut.

Was heißt das konkret?

Also, ich hatte anfangs einen ATP-Wert von 0,69 und hatte nach neun Monaten einen ATP-Wert von 2,01, was schon im Normbereich ist. Obwohl ich zu dem Zeitpunkt immer noch eine recht hohe Schwermetallbelastung hatte.

Welche Schwermetalle wurden bei Ihnen besonders festgestellt?

Es wurde eine hohe Belastung mit Kupfer, Arsen, Nickel, Blei und Quecksilber festgestellt, die sich leider nur langsam reduzieren ließ. – Was für mich allerdings auch schlimm war, waren diese psychosozialen Faktoren ...

Was meinen Sie damit genau?

Ich sah immer relativ gut aus und als dann diese schlimmen Ergebnisse herauskamen, musste ich mir von meiner Umwelt anhören: „Das kann doch gar nicht sein, Du siehst doch so gesund aus." Das war der Oberhammer, dieses Unverständnis meiner Umwelt. Ich hatte nur einen Menschen, der mich ernst genommen hat und der gesagt hat: „Wenn es Dir nicht gut geht, setz' Dich hin." Und das war meine Mutter. Auch mein Ex-Mann hat mich nicht verstanden. Das ist übrigens typisch: MCS-lerinnen sind meistens Frauen und kommen dann mit dem Partner auch nicht mehr klar, weil die einfach kein Verständnis haben.

Wie umfangreich war die Therapie in dieser Arztpraxis?

Ich habe zwei Jahre intensive Therapie dort in Anspruch genommen, von Anfang 2009 bis Ende 2010. Wöchentlich erhielt ich bis zu drei Chelat-Infusionen. Doch ganz am Anfang wurde ich erst einmal aufgepäppelt mit HOT-Sauerstoffinfusionen und Mineralien. Ich war ja total geschwächt, da hat er noch gar nicht mit Entgiftung anfangen können. Das war immer ein Wechsel: Mineralien-Infusionen, dann Chelat- oder DMPS-Infusionen. Mal Alpha-Lipon-Säure. Insgesamt bekam ich in diesen 2 Jahren circa 240 Infusionen.

Also, es war auch anstrengend?

Ja, andere stecken das weg. Für mich war es immer anstrengend, bis zum Schluss. Ich kam anschließend nach Hause und legte mich ins Bett.

Konnten Sie während der Therapie und Schwermetallausleitung arbeiten?

Im ersten Jahr habe ich nicht gearbeitet. Ich habe Ende 2009 meine Kinesiologie-Praxis in Würzburg eröffnet – wir dachten, die Therapie würde nur ein Jahr dauern – aber man kann die Dauer nicht absehen am Anfang. Man kann Therapie machen, dann testen, dann wieder Therapie. Und dann hat es letztendlich zwei Jahre gedauert.

Und jetzt sind Sie übern Berg?

Ich bin jetzt übern Berg, ich bin jetzt gesund.

Sie haben immer selbst sehr engagiert nach Lösungen gesucht. Was wäre gewesen, wenn Sie das nicht getan hätten?

Dann wäre ich heute tot. Der erste Arzt hat mir schon das Leben gerettet, indem er verstand, was mir fehlte. Und dem zweiten verdanke ich meine heutige Lebensqualität. Man kann sagen, ich habe alles ausgeschöpft, was an Möglichkeiten da war, auch wenn meine Umwelt das nicht verstanden hat. Es war auch gut, dass ich mir tote Zähne habe entfernen lassen, die waren nämlich entzündet und da war noch Cadmium als Füllungsmaterial drin. Nach dem Entfernen ging es mir auch schon wieder viel besser. Ich habe mich Schritt für Schritt durch alle Behandlungen und Möglichkeiten durchgearbeitet, wie ein Eichhörnchen.

Was haben Sie jetzt vor?

Ich will erst einmal leben. In einem halben Jahr werde ich mal wieder zur Überprüfung gehen. Bis dahin nehme ich meine Vitamine und ich fühle ja, wie es mir geht. Und der Körper braucht, glaube ich, Therapieruhe. Ich habe das gemerkt: Am 31.12.2010 hatte ich die letzte Infusion. – Ich hatte ja auch noch eine Borreliose. - Und das haben wir mit einem Heilmittel aus Pflanzenölen wieder hinbekommen.

**Vielen Dank für das Gespräch
und weiterhin viel Erfolg.**

Wie diese junge Frau leiden auch viele andere Menschen, die durch Umwelteinflüsse krank geworden sind, oft an Beschwerden, die kaum einzuordnen sind. Dementsprechend hören sich die Namen der Krankheiten auch wie eine Beschreibung der Symptome an: Chronisches Erschöpfungssyndrom (CFS – chronic fatigue syndrom), Multiple Chemikalienunverträglichkeit (MCS- mulitple chemical sensitivity) oder Fibromyalgie-Syndrom (FMS). Es kommt zu körperlichen und psychischen Beschwerden, die die Lebensqualität und Arbeitsfähigkeit dramatisch beeinträchtigen können. Dazu zählen Müdigkeit, Kopfschmerzen, Abgeschlagenheit, Konzentrationsstörungen, Augenbrennen, Verlust der

Merkfähigkeit, Schwindel, Atemnot, Magen-Darm-Beschwerden, Haut- und Schleimhautprobleme sowie Schmerzen in Muskeln, Bindegewebe, Gelenken und Knochen. Die Ergebnisse von Routineuntersuchungen sind meist normal. Wenn keine organischen Auslöser nachweisbar sind, die Patienten aber weiter über massive Beschwerden klagen, besteht die Gefahr, dass die Betroffenen als depressiv eingestuft und mit Psychopharmaka behandelt werden. Doch die Beeinträchtigungen nehmen mit der Zeit weiter zu.

Neue Erkenntnisse und Beobachtungen sowie spezielle Laboruntersuchungen lassen heute tiefer in die geschädigten und krankhaft veränderten Körperfunktionen blicken. Dabei werden zwei gemeinsame Grundlagen deutlich: Zum einen die chronischen entzündlichen Veränderungen, die durch die Schädigung von Nervensystem und Hormonhaushalt Beschwerden auslösen, zum anderen die Schädigung des Energiestoffwechsels der Zelle. Beides kann durch Schwermetalle und weitere Schadstoffe verursacht werden. Jedem Arzt und Patienten, der sich eingehend mit dem Thema beschäftigen möchte, sei das Buch von Professor Martin Pall ‚Explaining unexplained illness‘ empfohlen. Darin beschreibt Prof. Pall sehr genau, wie der Energiehaushalt der Zellen durch Umwelteinflüsse geschädigt wird und wie sich daraus umweltbedingte Erkrankungen entwickeln können.

Wenn die Batterie leer ist – Sekundäre Mitochondriopathie

Mitochondrien sind Bestandteile der Körperzellen, die eine eigene Wand und eine eigene Erbinformation besitzen. Sie dienen durch den Abbau von Fett und Zucker der Energiegewinnung und ermöglichen so erst das Leben der Körperzellen. Beeindruckend sind Versuche, die zeigen, dass eine Zelle überleben kann, wenn man ihren Zellkern entfernt, aber die Mitochondrien intakt bleiben. Werden hingegen die Mitochondrien zerstört und der Zellkern bleibt intakt, stirbt die betroffene Zelle an Energiemangel. Dies macht die lebenswichtige Bedeutung der energieproduzierenden Mitochondrien für jede Zelle des Körpers deutlich. Das energiereiche Molekül, das in den Mitochondrien gebildet wird, nennt man ATP (Adenosin-Tri-Phosphat). Es ist im Blut messbar und spiegelt die Gesamtenergieleistung des Organismus wider.

Die Bildung von ATP erfolgt durch eine Kaskade von chemischen Reaktionen, die man als Atmungskette bezeichnet. Schwermetalle haben vielfältigen negativen Einfluss auf die Aktivität der Mitochondrien, die ATP-Synthese und das Energieniveau von Körperzellen. Sie führen zur Bildung von freien Radikalen, u. a. dem für die Mitochondrien besonders schädlichen Peroxinitrit. Außerdem stören die Metalle das Gleichgewicht lebenswichtiger Mineralien, die für die Energieproduktion nötig sind und schädigen die Wände der Mitochondrien, was ebenfalls zu einem Energieverlust in der Körperzelle führt. Schließlich schädigen sie die Atmungskette an verschiedenen Stellen und führen zu Veränderungen an der Erbinformation der Mitochondrien.

Krankheiten, die durch eine Schädigung der Mitochondrien entstehen, sind sozusagen Energiemangel-Krankheiten. Betroffen können nahezu alle Organe sein, vor allem jedoch die besonders energieabhängigen, wie Gehirn und Nervensystem, Muskulatur einschließlich Herzmuskel und Blutgefäße sowie die Augen. Dementsprechend vielfältig können die Symptome sein: Die Muskelleistung lässt nach, einschließlich der Herzmuskelleistung, die Haut altert, die Haare werden grau, die Sehkraft lässt nach. Zudem kann es zur Gefäßschädigung kommen, woraus sich Durchblutungsstörungen und Bluthochdruck ergeben. Merkfähigkeit, Konzentration und Kreativität lassen nach. Viele Vorgänge laufen lange Zeit unbemerkt ab. Knochenalterung, Gelenkbeschwerden, nachlassende Entgiftungsleistung von Niere und Leber, Vergrößerung der Prostata, Bildung von Uterusmyomen, nachlassende Zellreparatur – all diese Verschleiß- und Alterserkrankungen können bei dem einen besonders früh, bei dem anderen erst sehr spät auftreten. In der Medizin waren bis vor wenigen Jahren nur angeborene Schäden der Mitochondrien bekannt (primäre Mitochondriopathien). Sie gelten als sehr schwer therapierbar und können ganz unterschiedliche Symptome aufweisen. Schwere Sehstörungen, Muskelerkrankungen und neurologische Schäden, die meist schon in früher Kindheit auftreten. Davon unterschieden werden müssen die erworbenen, sogenannten sekundären Mitochondriopathien, die durch Schwermetalle und andere Belastungen im Laufe des Lebens entstehen können. Sie können je nach individueller Veranlagung der Betroffenen ganz unterschiedliche Beschwerden bereiten. Dazu zählen wohlbekannte Krankheiten wie beispielsweise Multiple Sklerose oder schwer einzuordnende Krankheitsbilder wie Multiple Chemikalien Sensitivität (MCS), Fibromyalgie-Syndrom (FMS) und das chronische Müdigkeitssyndrom (auch als chronisches Fatigue-Syndrom (CFS) bezeichnet). Da die auslösenden Faktoren nur allzu häufig im täglichen Leben anzutreffen sind, können diese Beschwerden nicht nur zur Arbeits- und Berufsunfähigkeit führen, sondern auch zur sozialen Isolation. Die Patienten wollen sich vor weiteren Belastungen und Auslösern schützen und vermeiden diese, indem sie sich zurückziehen. Einige engagierte Ärzte haben Therapieansätze zum Schutz und zur Regeneration der Mitochondrien entwickelt. Diese bestehen vorwiegend in einer zum Teil hochdosierten Gabe von Vitaminen, Mineralien und weiteren Vitalstoffen. Doch auch durch die Diagnose und Behandlung von Schwermetallbelastungen kann die Regeneration der Mitochondrien und die Genesung der damit verbundenen Beschwerden entscheidend beeinflusst werden. Dies zeigt auch das folgende Beispiel aus Österreich:

INTERVIEW: Sekundäre Mitochondriopathie, Schlaflosigkeit, Tremor, Berufsunfähigkeit

Linda R., Therapeutin, 43 Jahre

Seit wann fühlen Sie sich krank?

Ich bin im Februar 2008 an einem schweren Infekt mit hohem Fieber erkrankt, den ich in dieser Art noch nie hatte. Aufgrund der vielfachen Beschwerden wurden Laboruntersuchungen gemacht und meine Schilddrüse untersucht. Doch da war alles in Ordnung. Die Symptome konnten dem Infekt nicht zugeordnet werden, so lautete die Diagnose schließlich Burn-out. Man hat mir erklärt, dass die Beschwerden psychisch bedingt sind. Im Laufe der weiteren Gespräche bekam ich zunehmend den Eindruck, dass man mich nicht ernst nimmt mit meiner Problematik.

Was wurde gegen Ihre Beschwerden unternommen?

Ich wurde krankgeschrieben für vierzehn Tage und bekam Medikamente gegen das Fieber. Nachdem ich einige Tage gearbeitet hatte, kamen die Beschwerden wieder, allerdings verstärkt und in der Form, dass ich immer kraftloser wurde und nicht mehr schlafen konnte. Außerdem stellte sich eine Zittrigkeit ein, die fast alle Körperbereiche erfasste und vor allem an den Händen sichtbar war.

Was haben die Ärzte zu diesem Symptom gesagt?

Die bezeichneten das als Tremor.

War dieser Tremor zeitweise oder konstant da?

Ich hatte diese Zittrigkeit Tag und Nacht.

Das muss Sie ganz unsicher gemacht haben?

Allerdings, das hat mich sehr verunsichert. Ich war daraufhin wieder beim Arzt und habe meine Beschwerden geschildert. Daraufhin wurde die Hirnanhangsdrüse untersucht. Doch die Befunde ergaben keine Erklärung für den Tremor und die anderen Symptome.

Wie hat man versucht Ihnen zu helfen?

Ich bekam eine Reihe von Medikamenten, unter anderem Beta-Blocker und verschiedene Psychopharmaka, doch die Beschwerden wurden immer schlimmer. Jede noch so geringe Tätigkeit verstärkte dieses Zittern, sodass ich fast gar nichts tun konnte. Ich hatte starke Konzentrationsstörungen, war geräusch- und lichtempfindlich. Geringste Temperaturunterschiede und Aufenthalt in Höhen sorgten dafür, dass diese Zittrigkeit anstieg. Ich war sehr kraftlos. Sogar Gespräche waren kaum mehr möglich, weil ich nach wenigen Minuten so erschöpft war, dass ich abbrechen musste. Das Problem war, durch diese Erschöpfung wurde ich nicht müde, sondern noch mehr aufgepeitscht. Ein Erholen und Zur-Ruhe-Kommen war nicht möglich, weil ich nachts nicht schlafen konnte. Das hat mich fast wahnsinnig gemacht. Es gab nur ein Schlafmittel, durch dessen Wirkung ich nachts mal eine Stunde geschlafen habe. Doch weil das Mittel abhängig machen kann, riet man mir, es nur in geringer Dosis und zeitlich begrenzt zu nehmen. Diese Schlaflosigkeit, mein Arzt nannte das Insomnie, hat mir zudem Angst gemacht. Mir kam es so vor, als hätte ich die Fähigkeit zu schlafen verloren.

Wie sind Sie damals mit dem Alltag zurechtgekommen? Hatten Sie jemanden, der sich um Sie gekümmert hat?

Mein Mann und meine Familie sowie Freunde waren für mich da. Auf Anraten meines Hausarztes habe ich Fachärzte konsultiert, um Zweitmeinungen einzuholen. Dort habe ich ebenfalls erzählt, dass es mir so vorkäme, als hätte ich die Fähigkeit zu schlafen verloren. Das führte dazu, dass ich weitere Diagnosen in Bezug auf meine Psyche bekam, nämlich Angststörungen und Depressionen. Also, alles lief auf eine psychosomatische Erkrankung hinaus. Keiner konnte mir wirklich helfen.

Wie war das für Sie?

Für mich selbst hatte es ganz und gar nicht den Anschein, als wäre alles nur psychisch. Ich hatte eher den Eindruck, dass ich so etwas wie eine Gehirnhautentzündung aufgrund eines Virusinfektes hätte. Mein Hausarzt hat mich daraufhin zu einem Neurologen überwiesen, doch die Befunde waren unauffällig. Es hat mich total verunsichert, dass jeder Arzt meinte, die bisherigen Untersuchungen des Kollegen wären nicht ausreichend.

Verbesserten sich Ihre Beschwerden irgendwann?

Kaum. Es kamen sogar noch Beschwerden hinzu, nämlich Taubheitsgefühle in den Händen und Füßen. Man sprach von beginnenden Lähmungen. Es wurden daraufhin nochmals neurologische Untersuchungen gemacht, doch die führten zu keiner Erklärung. Die Beschwerden entwickelten sich weiter, sodass mir beim Telefonieren der Hörer aus der Hand fiel. Darüber hinaus entzündeten sich die Sehnen und die Muskulatur. Ich hatte Schmerzen am ganzen Körper. Ich erhielt ein Neuroleptikum und gegen die Schlaflosigkeit ein Benzodiazepin. So fand ich dann zumindest ein paar Stunden Schlaf.

Als man davon ausging, es wären psychosomatische Beschwerden, wurde da eine Psychotherapie angeraten?

Ja, die habe ich auch begonnen, doch die Ärztin empfahl, die Psychotherapie abzubrechen, weil alles für mich viel zu anstrengend war. Im Übrigen war sie sich nicht sicher, ob meine Beschwerden durch die Psyche bedingt waren.

Es war also so, dass man Ihnen nicht wirklich helfen konnte?

Genau. Und meine Fragen wurden von den Ärzten nicht beantwortet, daher habe ich begonnen im Internet zu recherchieren. Im Herbst 2008 begann ich auf Anraten meines Hausarztes erneut mit Psychotherapie. Auf Empfehlung konsultierte ich jedoch eine Psychotherapeutin in der Nähe von München, weil sie eng mit Ärzten verschiedenster Fachrichtungen zusammenarbeitet. Ich nahm die große Entfernung in Kauf. Als sich trotz der Psychotherapie meine Symptome nicht besserten, meinte sie, ich solle noch einmal mit meinen Ärzten sprechen. Sie hielt es für nötig, dass alles noch einmal medizinisch abgeklärt wird. Mein Hausarzt hat das jedoch verweigert. Er war der Ansicht, ich benötige keine erneuten Laboruntersuchungen, ich hätte einen Burn-out. Und mein Neurologe hat angeregt, eine Klinik für Psychosomatik aufzusuchen. Das sollte ich jedoch mit meiner Psychotherapeutin absprechen.

Was geschah dann?

Weil sie weitere Laboruntersuchungen für nötig hielt, hat mich die Psychotherapeutin an eine Ärztin in Bad Tölz überwiesen. Diese machte verschiedene Untersuchungen. Sie stellte fest, dass ich eine hohe Virusbelastung habe und eine Infektion mit Influenza B vorliegt. Mein Immunsystem war sehr schwach und ich hatte sehr hohe FSME-Werte. Ihrer Meinung nach konnte das mit einer zurückliegenden FSME-Impfung zusammenhängen, die ich möglicherweise nicht vertragen hatte. Im Übrigen bestand Verdacht auf eine Gehirnhautreizung.

Wurden Sie in Bad Tölz behandelt?

Ja, doch es war für die Ärztin nicht zufriedenstellend. Ihre Untersuchungen hatten eine Schwermetallbelastung ergeben. Daher hat sie mich im Juli 2009 zu einem Arzt nach Würzburg überwiesen, um abzuklären, ob diese Schwermetallbelastung Ursache für meine Beschwerden ist.

Wie weit ist Würzburg von Ihnen entfernt?

540 Kilometer, also gut 1.000 Kilometer für die Hin- und Rückfahrt. Mein Mann hat mich hingebracht.

Wie wurden Sie dort untersucht?

Der Arzt hat einen Schwermetallbelastungstest mittels Chelat-Infusion gemacht und es wurde eine Stuhlprobe von mir untersucht, um festzustellen, ob in meinem Darm alles in Ordnung ist. Nach vier Wochen sind wir wieder hingefahren, um die Ergebnisse zu besprechen. Das Interessante war: Als wir nach dieser Erstuntersuchung nach Hause fuhren, hatte ich zum ersten Mal das Gefühl, dass sich mein Körper ein bisschen entspannt. Durch diese zahlreichen Symptome war mein ganzes System seit geraumer Zeit sehr unter Spannung. Das fühlte sich an, als hätte ich überall einen leichten Muskelkater. Was man mir alles zur Entspannung empfohlen hatte, half nicht: Weder Entspannungstechniken, Massagen, Akupunktur noch Shiatsu. Erst auf dieser Rückfahrt und eineinhalb Jahre nach Auftreten der ersten Beschwerden merkte ich eine leichte Entspannung. Ich war angenehm überrascht.

Sie kamen nach vier Wochen wieder. Wie waren die Ergebnisse?

Zuerst einmal lag eine sehr hohe Quecksilberbelastung vor. Weiterhin waren die Werte für Blei und Kupfer sehr hoch. Andere Metalle waren leicht erhöht. Der Arzt meinte, dass diese Belastungen durchaus meine Symptome erklären. Darüber hinaus lag eine Störung im Darm vor: Und zwar ist meine Darmschleimhaut durchlässig, sodass bei mir mehr Giftstoffe in den Körper gelangen, als es bei gesunden Menschen der Fall ist. Die Diagnose lautet: Leaky Gut.

Wissen Sie, wie Sie zu dieser hohen Schwermetallbelastung kamen?

Ich hatte noch Amalgam-Füllungen im Mund, die ich auf Anraten meines Arztes dann ersetzen ließ. Die hohe Quecksilberbelastung kann darüber hinaus mit Impfungen zusammenhängen. Anzunehmen ist, dass der hohe Bleigehalt durch meine Arbeit bedingt ist, da ich über 20 Jahre täglich direkten Hautkontakt mit blanken Bleiplatten hatte. Weder in meiner Ausbildungszeit, noch am Arbeitsplatz wurde darauf hingewiesen, wie schädlich Blei ist. Wasserleitungen aus Blei und Kupfer sind eine weitere mögliche Ursache.

Wie lief die Therapie ab?

Der Arzt hat ein Therapiekonzept für mich zusammengestellt und mir erklärt, worauf ich nun im Alltag achten soll. All das machte mir Mut. Ich war sehr erstaunt, wo wir im alltäglichen Leben Schwermetalle aufnehmen und welche Folgen das haben kann. Da ich weit entfernt wohne, vereinbarten wir, dass die Infusionen und Blutbildkontrollen zu Hause gemacht werden. Dort angekommen, bin ich jedoch auf die nächsten Probleme gestoßen: Die Ärzte hier vor Ort konnten mit der Schwermetallproblematik nichts anfangen. Es war niemand da, der mich therapeutisch hätte begleiten können. Ich habe erst einmal den Hausarzt gewechselt. Über meinen Beruf hatte ich Kontakte zur Klinik und habe versucht, über die Ambulanz die regelmäßig nötigen Blutkontrollen machen zu lassen. Außerdem benötigte ich jede Woche einen Venenzugang. Freunde, die ebenfalls im Gesundheitswesen tätig sind, halfen mir, die vom Arzt verschriebenen Maßnahmen zu Hause durchzuführen. Außerdem habe ich regelmäßig eine Darmreinigung zur Entgiftung mit Colon-Hydro-Therapie durchgeführt. Ich nahm die empfohlenen Basen-Bäder und habe begonnen, meine Ernährung umzustellen. Zum Beispiel habe ich keinen Fisch mehr gegessen, weil Fische oft mit Schwermetallen, vor allem mit Quecksilber, belastet sind. Und soweit mir das möglich war, habe ich mich viel an der frischen Luft aufgehalten.

Welche Infusionen bekamen Sie?

Es waren unter anderem Infusionen zur Schwermetallausleitung, Infusionen zum Ergänzen von Mineralstoffen und Vitaminen und solche, die die Entgiftung unterstützen.

Bekommen Sie die Medikamente in Österreich?

Das war sehr schwierig: Ein großer Teil ist nur in Deutschland erhältlich. Sogar für die Laboruntersuchungen findet sich hier niemand. Die sind fast alle so speziell, dafür gibt es in Deutschland die entsprechenden Labors.

Das war sehr aufwändig für Sie.

Allerdings und alles vor dem Hintergrund, dass es mir ohnehin schon sehr schlecht ging, und dann musste ich auch noch so viel organisieren. Es war alles sehr anstrengend für mich.

Sie bekommen die Infusionen seit Juli 2009?

Ja, und zwar bis heute.

Was sagen Ihre Ärzte in Österreich zu Ihrem Weg?

Die Diagnose und Therapie können sie nicht ganz nachvollziehen. Mein Eindruck ist, dass die Zusammenhänge zu wenig bekannt sind. Doch für mich ist entscheidend, dass ich einen guten Weg gefunden habe.

Sie sind immer noch krankgeschrieben?

Ich bin befristet berufsunfähig bis Ende 2012. Ich hoffe, es geht mir bis dahin so gut, dass ich wieder arbeiten kann.

Sie können im Prinzip seit Februar 2008 nicht arbeiten?

Im ersten halben Jahr habe ich es immer wieder versucht. Die Ärzte drängten mich dazu. Sie waren ja der Ansicht, ich hätte Depressionen und Burn-out. So empfahlen sie mir, mich zu fordern und es immer wieder mit dem Arbeiten zu probieren. Doch ich war nie depressiv, ich konnte mich einfach nicht entspannen, nicht schlafen, nicht konzentrieren. Ich zitterte und hatte dadurch nicht viel Kraft. Wie schon gesagt: Die geringste körperliche oder mentale Beanspruchung erschöpfte mich maßlos. Jeder noch so geringe Reiz wie Geräusche oder Sonnenlicht steigerten meine Symptome. So war ich zunächst krankgeschrieben. Die Krankenkasse drängte mich jedoch sehr rasch eine befristete Berufsunfähigkeitsrente zu beantragen, dadurch ist die Rentenversicherung der Kostenträger.

Wie war das für Sie?

Es hat eine Weile gedauert, bis ich überhaupt realisiert habe, was mit mir passiert. Irgendwann glaubte auch ich, dass ich vielleicht doch Burn-out hätte und ich in absehbarer Zeit gesund werde. So habe ich die befristete Berufsunfähigkeit beantragt und bekam zum Glück eine Freistellung von der Arbeit für zwei Jahre. Als diese Zeit fast abgelaufen war, habe ich aufgrund meines Zustandes eine Verlängerung beantragt. Ich erhielt weitere zwei Jahre, allerdings mit einer Rente, die deutlich geringer ist.

Warum?

Ich habe von der Behörde die Information erhalten, dass in den ersten zwei Jahren der Berufsunfähigkeit eine Rehabilitations-Maßnahme vorgesehen ist. Dafür bekommt man monatlich ein sogenanntes Übergangsgeld. Ist man nach zwei Jahren nicht gesund, wird diese finanzielle Unterstützung beendet, dafür bezieht man eine Pension. Man erklärte mir, dass die ärztliche Heilbehandlung wie in meinem Fall nicht als Maßnahme zur Rehabilitation anerkannt wird und sie daher die Zahlung einstellen.

Wie hat sich Ihr Gesundheitszustand verändert, seitdem Sie die Infusionen und die Begleittherapie bekommen?

Zuerst ging es mir direkt nach den Infusionen etwas schlechter. Das Zittern hatte zugenommen, die Hände und Beine sind häufiger eingeschlafen. Die Verschlechterung war nur vorübergehend. Nach einem halben Jahr – Ende 2009 – habe ich gemerkt, dass es mir wesentlich besser geht. Doch ich war immer noch sehr schwach. Im Januar 2010 musste ich zur vorgeschriebenen Rehabilitation für sechs Wochen in eine psychosomatische Klinik. Dieser Aufenthalt hat mich sehr zurückgeworfen.

Was ist passiert?

Ich galt damals immer noch als Burn-out-Patientin. In der Reha-Klinik hatte ich bereits am zweiten Tag eine massive Verschlechterung, weil mit mir ein derart dichtes Programm gemacht wurde. Das war viel zu viel für mich. Mir ging es von Tag zu Tag schlechter. Nach acht Tagen wurde ich einvernehmlich entlassen.

Hatten Sie die Infusionen mitgenommen zur Reha?

Ich habe einen Teil der Infusionen machen können, man hatte sich bereit erklärt, mich zu begleiten. Doch die Überforderung lag an dem vorgeschriebenen Leistungsprofil im Hinblick auf eine Wiedereingliederung in den Arbeitsalltag. Es ist gesetzlich vorgeschrieben, die Rehabilitation innerhalb von einem Jahr nach Bewilligung der Berufsunfähigkeit durchzuführen. Und so musste ich Gesprächstherapie in der Gruppe und einzeln machen, kreatives Gestalten, Gymnastik, Ergotherapie und vieles mehr. Als Patient dort war man 20 bis 25 Stunden in der Woche voll gefordert, um diese ganzen Angebote wahrzunehmen. Ich hatte im Vorgespräch zwar gesagt, dass es mir nicht gut geht, doch ich musste dieses Leistungsprogramm – das im Grunde interessant war und mir unter anderen Umständen sicher Spaß gemacht hätte – durchlaufen. Ich habe darauf hingewiesen dass es mir zunehmend schlechter geht. Es war auch für manche anderen Patienten viel zu viel. Das Problem war zudem: Hatte ein Patient durch dieses umfangreiche Programm zunehmende Beschwerden, wurde die Dosis der Psychopharmaka erhöht. Ärztlicherseits wurde die Ansicht vermittelt, dass am Beginn einer Reha eine Verschlechterung durchaus normal sei. Ich hatte den Eindruck, dass meine Problematik von den Ärzten überhaupt nicht erkannt wurde.

Welche Medikamente hatten Sie im Januar 2010 genommen?

Vor der Rehabilitation benötigte ich keine herkömmlichen Medikamente mehr! Doch während der Reha musste ich dreimal täglich das Vielfache davon nehmen, weil sonst gar nichts mehr ging: Ich konnte nicht schlafen, ich hatte keine Konzentration und konnte nicht mehr klar denken. Das Zittern hatte sich total verschlechtert, ich konnte nicht einmal etwas in den Taschenrechner eintippen. Ich war nur noch aufgepeitscht. Es war schlimm, denn ich kannte mich selbst nicht mehr.

Es ging Ihnen in der Reha viel schlechter als zu Hause?

Es ging mir ähnlich wie am Anfang meiner Erkrankung. Dieser Aufenthalt hatte mich massiv zurückgeworfen. Eine Laboruntersuchung danach ergab, dass ich nur noch 17 % der Lebenskraft hatte, die ich bräuchte, um ein durchschnittliches Leben zu führen. Gemessen wurde unter anderem der ATP-Wert. ATP bedeutet Adenosintriphosphat, und gibt Aufschluss über die Energiebereitstellung der Zellen. Es hat Monate gedauert, bis ich mich wieder erholt hatte. Als mein Arzt mich nach der Reha gesehen hat, kam ihm das seltsam vor, wie sehr mir das alles zugesetzt hatte. So hat er noch weitere Untersuchungen gemacht, um die Ursache herauszufinden.

Mit welchem Ergebnis?

Da hat sich herausgestellt, dass die Schädigung umfassender ist und viele Zellen des Körpers betrifft. Man nennt das eine Störung im Citratzyklus. Und so hat er die Diagnose ‚erworbene Mitochondriopathie‘, also sekundäre Mitochondriopathie, gestellt. Er hat die Therapie angepasst und erweitert. Das bedeutete für mich, dass ich zusätzliche Medikamente und Infusionen besorgen musste. Trotz der Diagnose war ich erleichtert, dass mein Beschwerdebild einen Namen hatte und mir sowohl Ursachen als auch Therapiemöglichkeiten von meinem Arzt erklärt wurden.

Welche Infusionen bekommen Sie?

Zum einen die Schwermetall-Ausleitungen mit Chelatbildnern, eine Mineral-Basen-Infusion, um den Mineralstoffhaushalt auszugleichen, Infusionen zur Entgiftung, wie z. B. Glutathion. Vitamin B_{12} erhalte ich hochdosiert, um den hohen Stickoxidgehalt im Körper zu reduzieren. Dann erhalte ich noch Neurotransmitter-Infusionen wie Cholin. Ich bekomme sie zwei Mal wöchentlich. Weitere Medikamente werden mittels Injektion verabreicht.

Was nehmen Sie an Nahrungsergänzungen?

An den übrigen Tagen nehme ich Vitamine, Mineralstoffe, Antioxidantien und Stickoxidfänger, wie das Vitamin B_{12}, sowie Stoffe, die dafür sorgen, dass die Darmschleimhaut und die Blut-Hirnschranke repariert werden. Darüber hinaus erhalte ich zur Behandlung der Schlaflosigkeit, des Tremors und der Reizüberflutung, die man Exzitotoxizität nennt, Neurotransmitter-Vorstufen.

Wie oft sind Sie in Würzburg zur Kontrolle?

Einmal im Monat.

Das heißt, Sie haben Kosten durch die Psychotherapie, die vielen Infusionen und Mittel, die Sie nehmen müssen, Sie haben Kosten durch die Fahrten nach Würzburg, doch Sie bekommen nichts erstattet?

Richtig. Es stellt für mich eine hohe finanzielle Belastung dar, die mein Mann und ich tragen müssen. Seit Beginn der Erkrankung sind so viele Kosten angefallen, dass unsere Ersparnisse nun aufgebraucht sind. Wir hatten einigen Schriftwechsel mit der Krankenkasse, doch die wollen die Kosten noch nicht einmal zum Teil übernehmen. Sie sind dazu gesetzlich nicht verpflichtet, weil es sich um keine schulmedizinisch anerkannte Therapie handelt. Es ist schade: Mein Neurologe hat erzählt, wenn er bei mir eine ähnlich schwere Erkrankung diagnostizieren könnte, die in den Leitlinien der Krankenkasse angeführt ist, könnte er mir ein Medikament verschreiben, das pro Jahr genauso viel kostet, wie meine Krankenkosten zusammen. Das würde die Kasse zahlen. Ich habe den Eindruck, dass die sekundäre Mitochondriopathie bei uns nicht bekannt ist. Weder meine Ärzte in Österreich, noch die Krankenkasse konnten mir einen Experten nennen, der dieses Krankheitsbild behandeln kann. Daher empfahlen mir meine Ärzte, die Therapie in Deutschland fortzusetzen. Die Krankenkasse bedauert, mich nicht unterstützen zu können.

Die Reha war vor einem Jahr. Wie geht es Ihnen jetzt?

Ich merke, dass es langsam bergauf geht. Es haben sich alle Symptome deutlich gebessert. Ich kann schlafen. Das Zittern – der Tremor – hat sich in der Intensität deutlich verringert. Meine Konzentration ist wesentlich besser. Das Einschlafen der Hände und Beine ist nicht mehr vorhanden. Die Entzündungen an den Sehnen und der Muskulatur sind fast verschwunden. Ich bin bei Weitem nicht mehr so erschöpft. Mit Unterstützung meiner Familie und Freunde kann ich den Alltag zunehmend besser bewältigen und wieder ein bisschen am normalen Leben teilnehmen.

Wissen Sie, wie lange Sie diese umfassende Therapie noch machen müssen?

Da gibt es noch keine klare Aussage, ich bin noch nicht ausreichend stabil und beanspruchbar. Es ist so, dass ich nach einer

Woche merke, dass ich die Infusionen jetzt wieder benötige. Ich hoffe jedoch, dass wir sie bald reduzieren können, vielleicht im Laufe des Jahres. Ich werde einen Aufenthalt in der Praxisklinik in Würzburg haben, weil die Behandlung vor Ort noch intensiver ist. Ich verspreche mir davon, dass ich dadurch einen weiteren Verbesserungsschub erfahre. Die bisherige Therapie zeigt eine Verbesserung der Befundwerte, unter anderem hat sich auch das ATP deutlich erhöht.

Ihr Ziel ist, dass Sie wieder arbeiten können?

Ja, ich möchte so rasch wie möglich gesund werden, um wieder in meinem Beruf tätig zu sein. Ich hoffe, dass ich bis Ende 2012 so weit bin, wenn meine befristete Berufsunfähigkeit ausläuft.

Was wäre gewesen, wenn Sie den Hinweis auf den Arzt in Würzburg nicht bekommen hätten?

Dann wäre ich wahrscheinlich in dieser Schublade der Psychisch-Erkrankten geblieben. Man hätte mich mit Psychopharmaka versucht zu therapieren und ich wäre aus der Berufsunfähigkeit gar nicht mehr herausgekommen. Die Ursache meiner Erkrankung wäre nicht gefunden worden, und damit keine zielführende Therapie. Also eine sehr trostlose Situation.

Was sagen Ihre Freunde, Ihre Familie zu Ihrem Therapieweg?

Meine Familie und engste Freunde unterstützen mich sehr. Es gibt aber auch Kritiker, die diesen Weg für sinnlos halten. Medizinisch fühle ich mich hier sehr alleingelassen und habe vor Ort keinen Ansprechpartner für meine Diagnose und Therapie. Konventionelle Medikamente und Behandlungen, die von der Krankenkasse bezahlt werden würden, haben zum Großteil negative Effekte. Zum Beispiel wird die schädigende Stickoxidproduktion im Körper durch Medikamente wie Antidepressiva und Beta-Blocker verstärkt. Doch ich sehe ja, dass ich auf dem richtigen Weg bin. Meiner Meinung nach gehört diese Diagnostik, wie sie in Würzburg gemacht wird, in jede Hausarztpraxis. Dadurch könnte vielen chronisch Kranken geholfen bzw. einer Chronifizierung vorgebeugt werden. Ich denke, dass die Ursachen und die kausalen Therapiemöglichkeiten der erworbenen Mitochondriopathie noch weitgehend unbekannt sind. Dadurch erfahren viele Erkrankte leider keine ausreichende medizinische Hilfe.

**Herzlichen Dank für das Gespräch
und weiterhin alles Gute!**

Die Patientin aus Österreich hat uns erzählt, wie langwierig ihre Suche nach einer geeigneten Therapie war und wie hartnäckig die zuständigen Kostenträger sind, was eine Kostenerstattung oder -beteiligung betrifft, obwohl die Behandlung erfolgreich ist. Selbst wenn einem Patienten der Weg von der Arbeits- oder Berufsunfähigkeit zurück ins Arbeitsleben ermöglicht wird, verstecken sich die Verantwortlichen meist hinter Vorschriften, die sie selbst geschaffen haben. Das ist nach meiner Erfahrung in Deutschland nicht anders als in Österreich. Das ist ungerecht, unverständlich und kann kaum vernünftig, also unter Benutzung des gesunden Menschenverstandes, erklärt werden. Die Behandlung von Schwermetallbelastungen und die Unterstützung der Mitochondrien durch Vitamine, Mineralien, Spurenelemente und andere Nährstoffe können ganz neue Therapiemöglichkeiten für viele Krankheiten ergeben. Langjährige Schwermetallbelastungen wirken als chronische Stressoren, die zu komplexen Fehlregulationen mit unterschiedlichem Erscheinungsbild führen können. Werden sie nicht beseitigt, kann niemand dauerhaft gesund werden.

Posttraumatische Belastungsstörung (PTBS)

Auch noch Jahre nach einem schlimmen Ereignis können die Betroffenen schwer darunter zu leiden haben. Der Fachbegriff, der die nach einem Trauma auftretenden psychischen und psychosomatischen Beschwerden bezeichnet, ist die posttraumatische Belastungsstörung (PTBS). Gefühle und Empfindungen machen sich im Körper durch messbare Botenstoffe und Veränderungen im Nervensystem bemerkbar. Unsere Wahrnehmungen verändern die Aktivität in bestimmten Gehirnregionen. Dies kann man z. B. mit der Positronen-Emissions-Tomographie (PET) sichtbar machen, die die unterschiedlich starke Umsetzung von Sauerstoff und Zucker im Gehirn zeigt, was eine Zuordnung von Sinneseindrücken zu bestimmten Gehirngebieten ermöglicht. Sehen, Hören, Fühlen, Gleichgewichtssinn, Schmecken und Riechen wird in unterschiedlichen Gehirnregionen wahrgenommen, die untereinander in regem Informationsaustausch stehen und zusammen eine angemessene Reaktion des Körpers auf Umwelteinflüsse ermöglichen. Die PET-Untersuchung bei Patienten mit PTBS zeigte eine verringerte Aktivität in der Gehirnregion, die wichtig für das Lernen ist und als Schnittstelle zwischen Kurzzeit- und Langzeitgedächtnis gilt[56]. Dort fließen alle Informationen zusammen, die der Körper wahrnimmt: Sehen, Hören, Schmecken, Riechen und Fühlen sowie die Signale, die aus dem Inneren des Körpers stammen. Aufgrund der riesigen Datenfülle, die pro Sekunde an das Gehirn gesendet wird, muss eine Auswahl nach Dringlichkeit, Wichtigkeit und Neuigkeit der eingehenden Informationen getroffen werden. Wenn diese Hirnregion durch Unfall, Krankheit oder Überforderung geschädigt ist, geht das Gedächtnis für neue Informationen verloren, Fakten und Ereignisse aus der

Vergangenheit können dagegen sehr wohl erinnert werden. Daraus kann die Gleichgültigkeit für Neues und das Verhaftet-Bleiben an alten traumatischen Erinnerungen entstehen. Dies ist eine medizinische Erklärung dafür, dass Menschen durch Überforderung, wie beispielsweise durch ein starkes negatives Erlebnis, psychische und körperliche Symptome entwickeln können. Bedenkt man jedoch, dass die PTBS bei Menschen, die ein Trauma erlebt haben, relativ selten auftritt, so stellt sich die Frage, was dazu führt, dass der eine Mensch ein Trauma gut verarbeiten kann und ein anderer, der etwas Vergleichbares erlebt hat, eine PTBS entwickelt. Eine Zwillingsstudie mit Kriegsveteranen zeigte, dass Raucher häufiger unter einer PTBS leiden als Nichtraucher[57]. Da eineiige Zwillinge identische genetische Veranlagungen haben, kann man an solchen Zwillingsstudien den Einfluss von genetischen Anlagen und Umwelteinflüssen gut untersuchen. In Bezug auf die PTBS wird durch die Zwillingsforschung deutlich, dass es äußere Faktoren gibt, die zu einer Verstärkung der negativ erlebten Situationen führen. Wenn man weiß, wo und wie äußere Faktoren im Gehirn zu Veränderungen führen, ergeben sich daraus vielleicht neue Behandlungsansätze. Die Gehirnregion, die wesentlich für die Steuerung der Körpertemperatur, der Nahrungsaufnahme, des Schlafes und des Gefühlslebens verantwortlich ist, wird Hypothalamus genannt. Der Hypothalamus regelt auch den Salz- und Wasserhaushalt im Körper und den Blutdruck. Er ist eine überaus wichtige Steuerzentrale des gesamten Hormonsystems, denn er dirigiert, wann welches Hormon in welcher Menge im Körper gebildet wird. Dabei wirken die Hypothalamus-Hormone als Botenstoffe, die die anderen Hormondrüsen zur Produktion anregen. Ein Teil der Botenstoffe gelangt über Nerven und Blutgefäße aus dem Hypothalamus in die Hirnanhangdrüse, wo tausendmal mehr Hormone ausgeschüttet werden. Diese regen ihrerseits in der Schilddrüse, in der Bauchspeicheldrüse, in den Nebennieren und in den Eierstöcken bzw. Hoden ebenfalls eine tausendfach höhere Hormonbildung an, als in der Hirnanhangdrüse stattfindet. Um die Hormonproduktion regulieren zu können, bildet der

Posttraumatische Belastungsstörung

Diese entsteht als eine verzögerte oder protrahierte Reaktion auf ein belastendes Ereignis oder eine Situation kürzerer oder längerer Dauer, mit außergewöhnlicher Bedrohung oder katastrophenartigem Ausmaß, die bei fast jedem eine tiefe Verzweiflung hervorrufen würde. Typische Merkmale sind das wiederholte Erleben des Traumas in sich aufdrängenden Erinnerungen (Nachhallerinnerungen, Flashbacks), Träumen oder Alpträumen, die vor dem Hintergrund eines andauernden Gefühls von Betäubtsein und emotionaler Stumpfheit auftreten. Ferner finden sich Gleichgültigkeit gegenüber anderen Menschen, Teilnahmslosigkeit der Umgebung gegenüber, Freudlosigkeit sowie Vermeidung von Aktivitäten und Situationen, die Erinnerungen an das Trauma wachrufen könnten. Meist tritt ein Zustand von vegetativer Übererregtheit mit Vigilanzsteigerung, einer übermäßigen Schreckhaftigkeit und Schlafstörung auf. Angst und Depression sind häufig mit den genannten Symptomen und Merkmalen assoziiert und Suizidgedanken sind nicht selten. Der Beginn folgt dem Trauma mit einer Verzögerung, die wenige Wochen bis Monate dauern kann. Der Verlauf ist wechselhaft, in der Mehrzahl der Fälle kann jedoch eine Heilung erwartet werden. In wenigen Fällen nimmt die Störung über viele Jahre einen chronischen Verlauf und geht dann in eine andauernde Persönlichkeitsänderung über.

(Quelle: Internationale Statistische Klassifikation der Krankheiten und verwandter Gesundheitsprobleme, 10. Revision- ICD 10)

Hypothalamus neben den aktivierenden zusätzlich hemmende Hormone, die die Hormonproduktion bremsen. Äußere Einflüsse wie emotionale Belastung, Stress, chronische Entzündungen und Umweltbelastungen können zu einer Störung des Hypothalamus und des gesamten Hormonhaushaltes führen. Bei PTBS kann eine Störung von Hypothalamus, Hypophyse und Nebennieren beobachtet werden. Sie ist die Folge des PTBS-Dauerstresses.

Normalerweise wird im Körper nach der Ausschüttung von Stresshormonen Energie in Form von Zucker und Eiweißen zur Verfügung gestellt, damit der Gestresste vor dem Stressfaktor flüchten
oder mit ihm kämpfen kann, ein Relikt aus der frühen Entwicklung
des Menschen. Gleichzeitig werden Entzündungen unterdrückt, die
Wachheit gefördert, die Muskeldurchblutung verstärkt, die Herz-
leistung gesteigert, die Atmung vertieft und die Arbeit von Magen
und Darm blockiert. Alles damit Flucht oder Kampf ungehindert
stattfinden kann. Sind jedoch die Stressauslöser nicht greifbar, weil
sie sich aus vielen kleinen Faktoren zusammensetzen, weil sie auf
psychischer Ebene liegen oder durch Situationen ausgelöst werden, die durch eine Flucht- und Kampfreaktion nicht zu beheben
sind, so können die Stresshormone Fehl- und Überreaktionen auslösen. Ein anhaltender hoher Spiegel an Stresshormonen ist für
das Gehirn schädlich. Sie schädigen vor allem die Hirnregionen,
die für das Lernen und das Gedächtnis wichtig sind. Durch chronischen Stress entsteht außerdem ein Teufelskreis: Die Stresshormone überfluten das Gehirn und schädigen ausgerechnet die
Region, die ihre Freisetzung hemmen soll. Dadurch werden noch
mehr Stresshormone ausgeschüttet, die das Gehirn weiter schädigen. Letztlich kommt es zu einem chronisch erhöhten Stress-
hormonspiegel im Körper (Hypercortisolismus) mit Störungen
von Gedächtnis und Lernfähigkeit. Dies geht natürlich nicht auf
Dauer so weiter. Irgendwann ist auch die Fähigkeit des Körpers
überfordert, ständig Energie (zur vermeintlichen Flucht) bereit-
zustellen. Es kommt zur Erschöpfung der Nebennieren, die für
die Bildung der Stresshormone zuständig sind, und damit zu
neuen gesundheitlichen Problemen: Chronische Erschöpfung
und Müdigkeit, Schlafstörungen, Verlangen nach Zucker und
Süßigkeiten, Alkoholunverträglichkeit, Infektanfälligkeit, chronische Infekte, Allergien und Überempfindlichkeitsreaktionen,

Nahrungsmittelunverträglichkeiten, Schmerzen, eingeschränkte Fähigkeit zu schwitzen und eine innere Anspannung und Gereiztheit können die Folge sein. Zu welchem Arzt soll man da gehen? Kann ein Internist, ein Allergiespezialist, ein Orthopäde, ein Neurologe oder vielleicht ein Psychotherapeut helfen? Es erscheint einleuchtend, dass die Behandlung umso erfolgreicher ist, je mehr sie an den Ursachen orientiert ist. Deswegen stellt sich die Frage, welche Faktoren bei einer PTBS überhaupt ursächlich behandelbar sind. Zur Verarbeitung der auslösenden Situation kann eine gute Psychotherapie wertvolle Hilfe leisten. Dabei sollte die Behandlung aber nicht stehen bleiben. Auch äußere Verstärker des psychisch Erlebten sollten erforscht und in die Therapie mit einbezogen werden. Bei den Umweltschadstoffen spielen wiederum die Schwermetalle eine führende Rolle.

Schwermetalle als Verstärker von psychischen Problemen

Schon niedrig dosierte Schwermetallbelastungen (durch Zigarettenrauch oder belastete Lebensmittel) können für das Nervensystem sehr schädlich sein. Die giftigen Metalle führen zur Bildung von freien Radikalen, bremsen die Freisetzung von Botenstoffen im Nervensystem und können Verhaltensänderungen auslösen. Bei einer Untersuchung von menschlichen Gehirnen wurden im Hippocampus (Hirnregion, die für das Lernen und das Gedächtnis wichtig ist und Stresshormone hemmt) und in anderen Teilen des sogenannten limbischen Systems (Gehirnregion, die im Zusammenspiel mit anderen Regionen für Gefühle und Triebe zuständig ist) die höchsten Bleikonzentrationen gefunden[58]. Blei führt zum Untergang von Nervenzellen im Hippocampus und darüber zu Lernstörungen, vor allem neue Lerninhalte werden nicht mehr aufgenommen. Männer, die einer hohen Arbeitsplatzbelastung mit Blei ausgesetzt waren, zeigten bei psychologischen Untersuchungen eine normale Intelligenz, aber eine schwere Beeinträchtigung von Gedächtnis, Aufmerksamkeit und Konzentration. Blei kann auch andere Hirnregionen schädigen und Entwicklungsverzögerungen, Verhaltensstörungen, Hirn- und Nervenschädigungen bewirken und wahrscheinlich auch zur Ausbildung von Schizophrenie, Morbus Parkinson und Morbus Alzheimer beitragen. Auch andere schädliche Metalle schädigen gerade die Hirnregionen, die für eine ungestörte Reiz- und Stressverarbeitung wichtig sind.

Im Vergleich zum erwachsenen Gehirn ist das kindliche wesentlich empfindlicher und anfälliger gegenüber chronischen Bleibelastungen. Bereits geringe Mengen können sofortigen Schaden anrichten oder die Grundlage für spätere neurologische und psychische Probleme legen. Besonders in der Schwangerschaft ist das sich noch entwickelnde Nervensystem des Embryos hochempfindlich. Außerdem ist die vor Fremdstoffen schützende Blut-Hirn-Schranke noch nicht vollständig ausgebildet, wodurch die Aufnahme von Schwermetallen in das Nervensystem erleichtert wird. Dadurch können auch geringe, für einen Erwachsenen unschädliche Mengen von Cadmium, Blei und Quecksilber die Gehirnentwicklung des Embryos bereits im Mutterleib schädigen. Die Mutter kann dabei völlig gesund sein und keinerlei Symptome einer Metallbelastung aufweisen. Beim Kind hingegen können später je nach Ausmaß der Belastung unterschiedlich starke neurologische Symptome auftreten: Entwicklungsverzögerungen, Lernschwierigkeiten oder eine eingeschränkte psychische Belastbarkeit können sich in früher Kindheit oder auch erst im Verlauf des weiteren Lebens bemerkbar machen. Kinder können in der Schwangerschaft durch die Mutter auch das hochgiftige organische Methylquecksilber aufnehmen. In Untersuchungen an kindlichen Gehirnen fand sich diese organische Quecksilberverbindung auch im Hippocampus. Neben den bereits genannten Metallen können auch Zinn und Aluminium im Hippocampus gespeichert werden und die Spurenelemente Zink und Selen verdrängen. Dies kann zur Zellschädigung und zum Absterben von Nervenzellen führen. Ein krankhafter Verlust von Nervenzellen im Hippocampus wird vor allem bei Morbus Alzheimer und bei Depressionen beobachtet.

In PET-Untersuchungen (s. S. 101) fanden sich bei Patienten mit einer posttraumatischen Belastungsstörung eine Verkleinerung des Hippocampus, was für das ‚Hängenbleiben' in den alten traumatischen Erinnerungen verantwortlich gemacht wird[59]. Es ist einleuchtend, dass ein vorgeschädigtes Gehirn durch Stress und negative psychische Erfahrungen stärker belastet wird, als ein völlig gesundes Nervensystem. Durch eine Entgiftung von Schwermetallen kann daher die psychische Belastbarkeit bei Betroffenen verbessert und daraufhin langjährige psychische Traumata doch noch verarbeitet werden.

INTERVIEW:
Posttraumatische Belastungsstörung

Melanie R., Krankenschwester, 45 Jahre

Frau R., Sie haben oder hatten Depressionen?

Ich habe sie immer noch. Es ist so, dass ich einfach mit meinen Kräften haushalten muss. Wenn ich mich körperlich übernehme, dann bekomme ich als Ergebnis wieder Beschwerden.

Seit wann haben Sie Beschwerden?

Das ist schwer zu sagen, weil ich unter anderem an einer posttraumatischen Belastungsstörung leide.

Aufgrund welches Ereignisses ist die aufgetreten?

Die ist ungefähr im Jahre 1999 aufgetreten. Es hing mit einem schweren Verkehrsunfall zusammen, den ich 1991 mit 26 Jahren hatte.

Was ist da passiert?

Es kamen drei Menschen ums Leben und ich fuhr das gegnerische Auto. Der Unfallverursacher saß in dem Wagen, in dem die drei Menschen starben.

Waren Sie allein im Auto?

Nein, wir waren auch zu dritt, doch ich war die Fahrerin. Aus diesem Grund habe ich das alles auch so bewusst miterlebt.

Aufgrund dieses Unfalls entstand diese posttraumatische Belastungsstörung?

Ja, jedoch erst acht Jahre später und zwar auch beim Autofahren, als ich sehr erschöpft war. Das habe ich dadurch erst erfahren, dass diese posttraumatischen Belastungsstörungen sich erst dann zeigen, wenn man noch einmal etwas Ähnliches erlebt.

Der Anlass war eine ähnliche Situation?

Es hatte nicht direkt mit dem damaligen Unfall zu tun, doch es hätte einen Unfall geben können. Ich saß wieder am Steuer, hatte nicht gemerkt, wie erschöpft ich bin.

Es hing mit diesem Erlebnis zusammen, dass Sie depressiv geworden sind?

Ich hatte schon vorher etwas gemerkt, und zwar ist im Frühjahr 1999 meine Oma gestorben. Das hatte mich extrem stark mitgenommen und ich habe zum ersten Mal gespürt, dass ich psychisch stärker reagiere, als ich das sonst von mir kannte. Das zweite Ereignis war im gleichen Jahr: Ich erlebte eine gefährliche Situation, als ich mit meinem Auto einen LKW überholen musste. Mir wurde klar, dass diese Situationen – Autofahren und ein LKW kommt vor – bei mir Panikattacken auslösen.

Was haben Sie nach diesem Erlebnis gemacht? Haben Sie einen Psychologen aufgesucht?

Zunächst noch nicht. Ich dachte, das legt sich wieder. Doch es ist über einen Zeitraum von zwei Jahren immer stärker aufgetreten und hatte seinen Höhepunkt darin, dass ich mich überhaupt nicht mehr getraut habe, Auto zu fahren. Das war im Frühjahr 2001.

Wie hat sich diese Angst vor dem Autofahren konkret geäußert?

Als unser Sohn im Oktober 2000 zur Welt gekommen ist, musste ich mit ihm bereits in den ersten Lebensmonaten viel zu Ärzten und in Therapie fahren. Ich hatte bei diesen Fahrten häufig Suizidgedanken. Das hat mich vor dem Autofahren zurückschrecken lassen.

Zu dem Zeitpunkt waren Sie mit Ihrer Tochter bereits schwanger?

Richtig. Mein Mann, dem ich diese Gefühle und Erlebnisse ja immer erzählte, hat mir oft vorgeschlagen, doch eine Therapie zu machen. Ich hatte davon nicht so richtig etwas wissen wollen, weil ich Angst davor hatte, mich mit der Situation von 1991 noch einmal zu konfrontieren. Das wollte ich nicht, weil das damals wirklich eine Tragödie war. Ich weiß auch, dass ich zu meinem Mann sagte: „Wenn der jeweilige Therapeut oder die Therapeutin das nicht gut macht, vielleicht geht es mir dann hinterher noch schlechter." Nun waren da aber unser kleiner Sohn und ein zweites Kind unterwegs, und mein Mann hatte Angst um uns. So habe ich gesagt, ich mache einen Versuch und probiere so eine Therapie.

Da waren Sie im 7. Monat?

Ja, und mich hat die Situation auch belastet, weil ich überhaupt nicht mehr mobil war. Wir wohnten südlich von der Stadt auf dem Dorf. Für die meisten Termine und Besorgungen brauchte ich ein Auto, ein Bus fuhr selten. Und so stimmte ich einer Therapie zu. Mein Mann hat versucht eine Therapeutin zu finden, die speziell mit Unfällen Erfahrung hat und weiß, wie man die Therapie angeht. Er hat auch jemanden gefunden, allerdings rechnete die nur privat ab und so haben wir das selbst bezahlt. Ich habe sie gleich im ersten Gespräch allerdings gefragt, ob es denn gut wäre, wenn ich so etwas im schwangeren Zustand mache, und sie meinte fatalerweise: „Wenn es Ihnen nicht gut geht, sollten wir das so schnell wie möglich machen."

Und dann haben Sie begonnen?

Ja, ich hatte natürlich keine Ahnung wie so eine Therapie aussehen muss. Und leider hat die Therapeutin von der ersten Stunde an eine volle Konfrontationstherapie durchgezogen.

Das war nicht gut für das Kind in Ihrem Bauch ...

Es war für mich nicht gut und für das Kind auch nicht. Doch ich – nichts ahnend – bin da sechs Mal im wöchentlichen Abstand hin, und jedes Mal habe ich in Gedanken wieder den ganzen Unfall abspulen müssen. Bis ich nach der sechsten oder siebten Stunde nach Hause kam und in der Küche meinen Messerblock gesehen habe ... Sie können sich vorstellen, was in meinem Kopf abging.

Das heißt, Sie hatten ab dann auch im Haus Suizidgedanken?

Genau, nicht nur während dem Autofahren, sondern auch im Haus, 24 Stunden, rund um die Uhr. Ich habe ein paar Tage gezögert, weil ich Angst hatte, das meinem Mann zu sagen. Er meinte, da stimmt was nicht. Dass man solche Gedanken mal hat, wäre vielleicht normal, doch ständig, wäre nicht normal. Beim nächsten Termin habe ich das meiner Therapeutin erzählt, dass ich massive Suizidgedanken bekommen habe, Tag und Nacht, und dann hat sie gesagt: „Oh, dann hören wir sofort auf mit der Therapie." Und ich solle jetzt zuerst mal mein Kind bekommen. Also sie hat mich nach Hause geschickt.

Moment mal, sie hat Sie mit der Situation alleinegelassen?

Genau. Wie gesagt, ich hatte damals keine Ahnung, wie so eine Therapie ablaufen sollte. Sie hat mich nach Hause entlassen und gemeint, was wir besprochen hätten, das soll ich einfach, wie auf so einem Videoband, zu Hause in den Schrank stellen. Ich solle die Schublade zumachen und dann wäre der Fall erledigt.

Das ist unglaublich!

Und der letzte Satz von ihr war – und das nach der siebten Therapiestunde: Sie wäre sowieso der Meinung gewesen, wir bekommen das schneller über die Bühne. Also das war brutal. Heute weiß ich das. Doch damals hat mich das alles völlig unvorbereitet getroffen. Zumal ich ohnehin schon unter Stress stand, wegen diesem Trauma und auch weil unser Sohn noch kränker wurde.

Was war mit Ihrem Sohn?

Er hat mit einem Jahr eine chronisch obstruktive Bronchitis bekommen, das heißt, wir waren mit ihm nur noch bei Ärzten. Er war sehr krank. Ich habe dann das zweite Kind, unsere Tochter, bekommen, ich hatte keine Unterstützung außer meinem Mann, denn meine Familie wohnte etliche Kilometer weit weg. Und meine Schwiegermutter pflegt seit über 50 Jahren ihren schwer kranken Mann. Ich hatte kein soziales Geflecht, wo mir jemand hätte zur Seite stehen können. Es war eine sehr harte Zeit: Diese Suizidgedanken, zwei kleine Kinder, dieses alles allein machen müssen. Denn mein Mann hat ja den ganzen Tag gearbeitet im Schichtdienst. Und wenn er heimkam, musste er uns gleich zum Arzt fahren. Wie wir das damals geschafft haben, weiß ich heute nicht mehr.

Ihre Tochter hat einiges mitmachen müssen, als Sie schwanger mit ihr waren. Wie hat sich das geäußert?

Das hat sich so geäußert, dass sie mit einem Jahr massive Pseudo-Krupp-Anfälle bekam. Wir mussten pro Jahr mindestens vier Mal mit dem Notarzt in die Klinik. Also der Kleinen hat es buchstäblich die Luft genommen.

Hatten Sie noch einmal eine Psychotherapie in Erwägung gezogen?

Als unsere Tochter eineinhalb Jahre alt war, fand ich noch einmal den Mut bei einem Therapeuten über alles zu sprechen. Auslöser war ein Buch von Joachim Bauer, das ich gelesen hatte, es heißt: ‚Das Gedächtnis des Körpers‘. Ich bekam es von einer Heilpraktikerin empfohlen, die mich homöopathisch behandelt hat. Prof. Dr. Bauer ist Arzt für Psychosomatische Medizin und lehrt an der Uni in Freiburg. In seinem Buch erwähnt er den Fall einer Patientin, die Ähnliches erlebt hat wie ich. So habe ich Kontakt zu ihm aufgenommen, ich dachte: „Der wird mich verstehen." In seinem Buch hatte er nämlich genau erwähnt, dass man im Falle von posttraumatischen Belastungsstörungen mit Konfrontationstherapie sehr, sehr vorsichtig sein muss, sofern man sie überhaupt einsetzt. Und er hat bei mir auch die Diagnose schwere posttraumatische Belastungsstörung gestellt.

Sie waren bei ihm in Therapie?

Er hat nur die Diagnose gestellt, eine Therapie bei ihm selbst war leider nicht möglich, da alle Plätze vergeben waren. Er hat mir zwei Therapeuten empfohlen, die haben mir aber nicht gelegen. Ich habe es daraufhin bei einer anderen Therapeutin versucht, die ich von mir aus gefunden hatte, doch die erschien mir auch nicht stimmig.

Warum war das nicht stimmig?

Die war nach ein paar Sitzungen auf einmal so barsch zu mir, das hat mein Vertrauen sofort zerstört. Da ging bei mir einfach nichts mehr.

Wie ging es danach therapeutisch weiter?

Ich habe das Thema ruhen lassen und das für mich alleine ausgekämpft. Ich war der Überzeugung: „Therapie mache ich nie mehr. Die tun mir alle nicht gut." Für mich war die Situation so schwer, dass wir 2004 den Entschluss gefasst haben von dieser Region weg und in die Nähe meiner Familie zu ziehen, damit ich Unterstützung habe. Ich hatte einfach keine Energie mehr, dass die Kinder so krank waren, hat so viel Kraft gekostet. Diese vielen Krankheiten, Krankenhausaufenthalte und das jahrelange nachts nicht mehr richtig schlafen können. Da ging bei mir gar nichts mehr.

Bei Ihrer Familie haben Sie sich aufgehoben gefühlt?

Ja, ich merkte vorher, wenn wir mal ein paar Tage bei meinen Eltern zu Besuch waren, diese Geborgenheit in meinem Elternhaus, in dieser ‚Sicherheitszone' zu sein. Da habe ich aufgetankt. Die Probleme waren zwar lang nicht weg, doch ich hatte das Gefühl, da ist jemand, der mir Schutz gibt.

Sie lebten vorerst bei Ihren Eltern?

Genau. 2005 haben wir dann selbst gebaut, 20 Kilometer entfernt von meinem Elternhaus. Da mussten einfach bestimmte Voraussetzungen erfüllt sein, wie eine gute Busanbindung, denn ich konnte ja nicht mehr selbst Auto fahren. Und was ganz wichtig war: Keine hörbaren Autostraßen, denn ich habe keinen Verkehrslärm mehr ertragen. Autos hören, Reifen quietschen, das hatte bei mir eine Wirkung, als wenn man Benzin ins Feuer kippt. Nach langer Suche hatten wir genau so einen Platz gefunden und ein ökologisches Haus gebaut.

Wie hat sich die Gesundheit Ihrer Kinder entwickelt?

Es gab keine Verbesserungen, es ging seinen Lauf. Wir brauchten nach wie vor oft den Notarzt, der Stress ging unverändert weiter. Ich hatte die Adresse eines Arztes bekommen, der Bioresonanz anbietet. Bei dem waren wir mit unseren Kindern drei Jahre lang. Mein Mann hat uns jede Woche hingefahren, es war 30 Kilometer von uns entfernt. In diesen Jahren habe ich wieder gemerkt: „Ich kann jetzt einfach nicht mehr. Mir reicht es." Und dann gab es wieder einen Vorfall mit dem Auto ...

Was war passiert?

2008 waren wir auf der Heimfahrt, mein Mann ist gefahren, und bei unserem großen Diesel-Van ging der Turbolader in die Luft. Plötzlich lief das Auto auf Hochtouren, es war nichts mehr zu machen, mein Mann hat das Auto gar nicht mehr ausschalten können. Es kam nur noch schwarzer Rauch aus dem Motorraum. Unsere Kinder waren in Panik, ich war in Panik, ich dachte, das Auto geht in die Luft.

Und das hat wieder ganz viel von den früheren Erlebnissen zurückgeholt?

Ja, ein paar Wochen später – ich habe Gott sei Dank noch die Hochzeit meiner Schwester miterleben dürfen – da kam die erste massive Panikattacke, und zwar nachts. Mein Mann hatte gerade Nachtschicht, er war also nicht da. Ich bekam totale Todesangst, Herzrasen, der Blutdruck stieg, und von den Gedanken her die Angst: „Jetzt ist es aus." Ich habe dann den Notarzt verständigt, kam ins Krankenhaus und wurde mit Beruhigungsmitteln versorgt. Die haben dort gleich gesagt, ich müsste stationär aufgenommen werden. Doch ich habe nur noch Panik gehabt und gesagt: „Nein, mache ich nicht, will ich nicht."

Sie wurden wieder entlassen?

Richtig. Ich bin wieder nach Hause und dort haben sich die Panikattacken dann ständig wiederholt im Alltag. Ich hatte nur noch Angst. Über verschiedene Umwege kam ich dann in eine private psychosomatische Klinik in den Schwarzwald und musste dort vier Monate bleiben.

Das ist eine lange Zeit.

Ja, das war heftig, auch für meinen Mann. Die Diagnose dort lautete übrigens: Physische und psychische Dekompensation, zusätzlich zur schweren posttraumatischen Belastungsstörung. Da ging also körperlich und psychisch nichts mehr, ein totales Zusammenbrechen. Diese Zeit war damals auch deswegen schwer, weil ich zum ersten Mal meine Kinder loslassen musste.

Wie ist Ihr Mann mit der Situation zurechtgekommen?

Wir haben das im Grunde nur geschafft, weil wir durch meine Familie viel Unterstützung hatten. Und mein Mann wurde zum Glück in den Tagesdienst versetzt. Doch das ging vor allem, weil die Frau einer seiner Chefs, auch schon mal über Monate in einer psychosomatischen Klinik war. Der wusste also, wie das ist, wenn man auch noch Kinder zu Hause hat. Mein Mann war also jeden Tag im Dienst, aber er kam pünktlich nach Hause und konnte sich dann um die Kinder kümmern.

Wie oft hatten Sie Besuch von Ihrer Familie?

Mein Mann kam mich jedes Wochenende besuchen. Die Kinder konnten gar nicht kommen die ersten Monate. Ich hatte psychisch gar keine Kraft mehr, es hat mich zu sehr angestrengt.

Und das war natürlich auch schrecklich für mich, zu merken, wenn die Kinder kommen, dann geht es eine halbe Stunde und dann kann ich nicht mehr. Ich dachte damals, da komme ich nie mehr raus.

Sie waren vier Monate in der Klinik. Haben Sie dort eine adäquate psychotherapeutische Behandlung bekommen?

Ja, sehr. Da habe ich zum ersten Mal erfahren, was Psychotherapie eigentlich ist. Es war eine ganz wunderbare Klinik mit exzellenten Therapeuten. Dadurch, dass es eine Privatklinik ist, ist sie sehr klein mit wenig Patienten. Wir waren höchstens 21 Patienten. Das ganze Ambiente war eher so wie in einem kleinen Hotel. – Leider war ich vorher für eine Woche stationär in einer psychosomatischen Klinik. Da waren die Fenster vergittert. Da wurde ich fast behandelt wie auf der geschlossenen Abteilung. Es war grauenhaft. Nach einer Woche sagte ich, ich muss hier raus.

Und dann sind Sie sofort in die Privatklinik gegangen?

Mein Mann hat diese tolle Klinik gefunden. Dort habe ich auch zum ersten Mal gemerkt, wie wichtig es ist, dass dieser ‚Psycho-Müll‘ rauskommt. Ich kam mir dort auch häufig so vor, wie: „Jetzt geht der Psychotherapeut mit seinem scharfen Löffel bis ans Eingemachte und holt alles raus, was mir nicht gut tut.“ Das war sehr schmerzhaft, aber ich habe gespürt, es ist der richtige Weg. Ich weiß nicht, wie viele Liter Tränen ich in den vier Monaten geweint habe. Und es war zum Glück auch keine Konfrontationstherapie. Und da kam der Dreck von ganz alleine raus.

Wie ging es weiter, als Sie aus der Klinik zurückkamen?

Die Familie hatte mir als Geschenk ein Au-pair-Mädchen besorgt. Das kam allerdings erst drei bis vier Monate später.

Wie ging es Ihnen im Alltag?

Mein Mann hat mich und die Kinder nach wie vor zu dem Arzt gefahren, der die Bioresonanz gemacht hat. Und der hat mir gesagt, er kennt einen sehr guten Arzt in Würzburg, der mir vielleicht helfen könnte, weil man mittlerweile weiß, dass auch Schwermetallbelastungen die Ursache von Depressionen sein können. Und so bin ich da hingefahren. Ich dachte, wenn ich einigermaßen gesund werden will, dann muss ich alle Facetten beleuchten. Also nicht nur Posttraumatik, nicht nur Burn-out. Ich muss gucken, was noch dafür zuständig ist, dass meine Nerven so belastet sind. Ich bin zwar beruflich schulmedizinisch ausgebildete Krankenschwester, doch habe über die Jahre Vertrauen in die Alternativmedizin entwickelt.

Wann waren Sie zum ersten Mal dort?

Im September 2009.

Was wurde bei Ihrem Erstbesuch gemacht?

Zunächst eine Irisdiagnose, worauf der Arzt feststellte, dass mein gesamtes Vegetativum immer noch sehr unter Anspannung steht, trotz Psychopharmaka. Denn ich wurde natürlich mit einer hohen Dosis Antidepressivum aus der Klinik entlassen. Und ich hatte auch die stille Hoffnung, es eventuell zu schaffen, die Medikamente zu reduzieren. Dass ich sie mal ganz weglassen kann, ist für mich mittlerweile eine Utopie.

Haben Sie Nebenwirkungen durch die Medikamente?

Ja, unter anderem habe ich innerhalb kürzester Zeit eine Lesebrille gebraucht, meine Augen leiden massiv. Ich war nämlich vor der Klinik bei einer Augenärztin, weil ich merkte, meine Augen lassen ein ganz klein wenig nach. Da meinte die Ärztin jedoch, das wäre für mein Alter völlig normal. Also es ist noch lange nicht an eine Brille zu denken. Nachdem ich fünf Monate lang die Psychopharmaka nahm, ging es ohne Brille gar nicht mehr.

Gibt es darüber hinaus Nebenwirkungen?

Ich bin eigentlich ein sehr sportlicher, bewegungsfreudiger Mensch, doch durch die Medikamente bin ich stark gedämpft in meiner Motorik. Mein Darm ist sehr träge geworden, ich muss gucken, dass da alles in Ordnung bleibt. Der neue Arzt meinte, dass die Leber auch schon Syntheseschwierigkeiten zeigt.

Sie haben testen lassen, mit welchen Schwermetallen Sie belastet waren. Wie war das Ergebnis?

Besonders hoch waren Blei und Quecksilber. Ich komme vom Bauernhof. Wir Kinder kamen in Kontakt mit Quecksilber gebeiztem Getreide. Meine Mutter hatte mal eine sehr schwere Quecksilber-Vergiftung, weil sie nicht aufgepasst hatte beim Maisbeizen. Sie musste seinerzeit ins Krankenhaus.

Haben Sie eine Erklärung für Ihre hohe Bleibelastung?

Ich kann es mir nur so erklären, dass ich das über Jahre aufgenommen habe über die Umwelt. Durch die Jahrzehnte, in denen wir unsere Autos mit bleihaltigem Benzin gefahren haben. Und dass vielleicht mein Körper besonders dazu neigt, solche Stoffe aufzunehmen. Es ist vielleicht auch kein Wunder. Als ich den Unfall hatte, war ich 26 Jahre. Dann einige Operationen, eine große ist schiefgelaufen. Es war eine immense nervliche Belastung in all den Jahren. Da waren für den Abbau von Schwermetallen möglicherweise keine Ressourcen mehr da.

Die Schwermetallausleitungen machen Sie seit September 2009?

Ja, doch auch Weiteres. So wurde in dieser Arztpraxis festgestellt, dass mein Darm – wohl seit Jahren – kein gutes Milieu hat und daher wurde parallel zu der Entgiftung immer wieder auch der Darm aufgebaut.

In welchem Abstand haben Sie die Infusionen zur Schwermetall-ausleitung machen können, Sie wohnen ja weiter weg?

Ich bin immer noch alle drei bis vier Wochen dort zur Ausleitung, und das seit eineinhalb Jahren. Und einige Infusionen und Spritzen setze ich mir selbst hier zu Hause, zum Beispiel Alpha-Liponsäure und die Elektrolyte, weil ich sehr übersäuert bin.

Zwischenzeitlich wurde sicher noch einmal ein Test gemacht, um zu sehen, wie weit die Schwermetallbelastung zurückgegangen ist?

Nach ungefähr zehn Infusionen wurde nochmals ein Test gemacht. Die Werte bei Blei und Quecksilber waren aber immer noch zu hoch.

Wie fühlen Sie sich jetzt?

Ich muss sagen, seitdem ich in Würzburg in Behandlung bin, geht es mir spürbar besser. Sowohl körperlich als auch psychisch. Ich habe deutlich mehr Kraft als früher, das ist auch meinem Mann aufgefallen. Meine Angst hat nachgelassen, ich bewege mich im Alltag deutlich freier. Ich habe sogar wieder mit dem Autofahren angefangen, das war allerdings schon im Juni 2009.

Wie sieht das genau aus?

Ich fahre jetzt fast problemlos – und das ist für mich ein Riesenschritt, weil ich dachte, soweit kommt es nie mehr – zu meinen Eltern, ohne dass irgendetwas in mir reagiert. Ich schaffe es mittlerweile sogar durch die nächstgrößere Stadt alleine zum Kinderarzt zu fahren. In Begleitung meines Mannes bin ich sogar schon im Großraum unserer früheren Heimatstadt gefahren. Letztes Jahr habe ich mich in seiner Begleitung sogar getraut, ein Stück auf einer Kraftstraße zu fahren, die ist ja autobahnähnlich. Ich spüre dieses Vertrauen in meinen Körper und meine Psyche wieder.

Bringen Sie den Mut zum Autofahren in Verbindung mit der Schwermetallausleitung?

Ja, auch damit. Ich hatte mit dem neuen Arzt seinerzeit auch besprochen, dass irgendetwas mit meiner Wahrnehmung nicht stimmt und deswegen solche Panikgefühle aufkommen. Zum Beispiel, wenn das Auto bergab fuhr, merkte ich, dass es mich runterzog und da bekam ich Angst. Heute habe ich diese Angst nicht mehr.

Könnte man sagen, dass sich Ihr Befinden im Jahr 2010 verbessert hat?

Deutlich verbessert. Es gibt Situationen, die mich Anfang 2009 – auch noch Anfang 2010 – psychisch belastet hätten, die bewältige ich jetzt problemlos.

Konnten Sie die Antidepressiva reduzieren?

Minimal. Meine Nervenheilärztin sagte mir, dass ich bei meiner Vorgeschichte die Medikamente lebenslang nehmen müsste. Die würde wohl die Hände über den Kopf zusammenschlagen, wenn sie wüsste, dass ich schon leicht reduziert habe. Doch das habe ich natürlich nur in Absprache mit meinem Arzt gemacht.

Wie geht es Ihnen zurzeit?

Es ist für mich ein großer Lernprozess, weil ich einfach aufpassen muss, mir nicht zu viel zuzumuten. Ich bin von Haus aus eine sehr impulsive und energiereiche Frau, spüre jetzt wieder mehr Kraft und mache dann aber schon wieder zu viele Dinge. Ich merke, dass sowohl ich, als auch meine Mitmenschen, sich erst daran gewöhnen müssen, dass ich langsam machen muss, dass ich mich nicht überfordern darf. Zum Beispiel ist es wichtig, regelmäßig Pausen zu machen. Wenn ich das nicht tue und mich überfordere, dann reagiert beim Autofahren wieder mein Nervensystem.

Was hat der dritte Schwermetalltest ergeben?

Die Quecksilberwerte waren fast normal. Die Bleiwerte waren immer noch zu hoch, aber schon deutlich weniger als beim ersten und zweiten Test.

Woran machen Sie den Unterschied fest, zwischen der Behandlung in der Klinik und bei Ihrem jetzigen Arzt?

Als ich aus der Klinik kam, hatte ich zwar keine Panikattacken mehr, doch als ich in meinen Alltag zurückkam, spürte ich wieder die Angst. Also das war auch die Angst vor der Angst, dass das wieder zurückkommt. Ich bin jetzt viel stabiler. Die Angst ist weg. Es dauert sehr lange, bis die soweit nachlässt, dass sie einen nicht mehr tangiert. Und das habe ich im Laufe des Jahres 2010 ganz deutlich gespürt, dass die Angst weggeht.

Weil die Nerven stärker wurden?

Genau. Ich habe mehr Kraft bekommen, auch für meine Kinder. Das wissen Sie ja, wie Kinder sind, wenn sie streiten oder ihre Freunde da haben. Da merkte ich, ich halte wieder viel mehr aus.

Wie reagieren Ihre Kinder auf Sie?

An denen spüre ich besonders stark, dass es mir wieder besser geht.

Ihre Kinder waren auch sehr krank, wie geht es ihnen heute?

Denen geht es spürbar besser. Die Pseudo-Krupp-Erkrankung unserer achtjährigen Tochter hat zwar noch nicht aufgehört, doch das ganze Befinden – auch von unserem Sohn – ist besser geworden. Sie sind ebenfalls in Würzburg in Behandlung.

Was sagt Ihre Familie und Ihre Freunde zu Ihrem Heilungsweg?

Meine Familie war nach meinem Zusammenbruch damals ja entsetzt, denn die Jahre zuvor hat man mir die Überforderung nicht angesehen, da habe ich eher hyperaktiv gewirkt. Ich hatte seinerzeit gedacht: „Wenn ich nicht ertrinken will, dann muss ich schwimmen wie eine Verrückte." Und dadurch hat meine Umwelt nicht gemerkt, wie es in mir drinnen aussah. So waren sie dann natürlich geschockt, als ich – die Starke – zusammengebrochen bin. Dass sich jetzt alles zum Guten gewendet hat, darüber sind alle sehr erleichtert und freuen sich.

**Ich bedanke mich für dieses Gespräch,
weiterhin alles Gute für Sie und Ihre Familie!**

Chronisches Müdigkeitssyndrom, Fatigue-Syndrom, CFS

Die Energieproduktion der Mitochondrien ist elementar für die körperliche und psychische Leistungsfähigkeit. Da die Lebensenergie die Grundlage für alle Körperzellen ist, kann eine Schädigung der Mitochondrienaktivität vielfältig in Erscheinung treten. Sie wird in Verbindung gebracht mit Beschwerden wie der gerade geschilderten posttraumatischen Belastungsstörung sowie mit beschleunigten Alterungsprozessen, Krebs, Demenz, Müdigkeit und Erschöpfung. Dies gilt auch, wenn neben der Schwermetallbelastung zusätzliche Faktoren die Zellorganellen belasten: Antibiotika, Chemotherapie und Strahlentherapie haben neben der gewollten Wirkung auch Nebenwirkungen, die zur Schädigung gesunder Zellen führen. In erster Linie werden dadurch die Zellwände, der Zellkern und die Mitochondrien in Mitleidenschaft gezogen. Daraus können weitere Beeinträchtigungen des Gesundheitszustandes der Patienten entstehen. Eine bekannte Begleiterschcinung bei Tumorpatienten ist das sogenannte Fatigue-Syndrom. Bis zu 75 % der Krebspatienten leidet unter ausgeprägten Erschöpfungszuständen. Oft entstehen die Beschwerden während der Therapie durch die Chemotherapie oder durch die Bestrahlung.

INTERVIEW: Chronisches Müdigkeitssyndrom nach Brustkrebstherapie

Marianne Sch., Polizistin, 28 Jahre

Frau Sch., wann wurde bei Ihnen Brustkrebs festgestellt?

Ich war im April 2006 bei meiner Frauenärztin zur Vorsorgeuntersuchung. Sie sagte mir, es müsste etwas überprüft werden, und überwies mich zu einer Spezialpraxis, bei der auch Mammographie und Stanzbiopsie durchgeführt werden können. Ich hatte am gleichen Tag noch einen Termin beim Professor, und der meinte, es ist wahrscheinlich nicht so schlimm. Das Ergebnis der Gewebeuntersuchung hätten sie jedoch erst in ein paar Tagen.

Waren Sie erst einmal beruhigt?

Ich hatte das Gefühl, das kommt schon in Ordnung. Nach Ostern hatte ich Nachtschicht und am Morgen bin ich aufgewacht, weil sowohl mein Festnetztelefon als auch mein Handy ständig klingelten. Ich habe gesehen, dass jemand aus der Praxis mich zu erreichen versucht hatte, und dachte: „Oh je, das bedeutet nichts Gutes." Als ich zurückrief, bekam ich die

Nachricht, dass der Tumor bösartig ist und entfernt werden müsste.

Das war eine brusterhaltende Operation?

Ja, der Tumor war im Frühstadium. Nach der Operation erhielt ich sechs Chemotherapien innerhalb von vier Monaten. Nach vier Wochen Pause erfolgte eine Strahlentherapie. Die war umfangreich. Ich musste sechs Wochen lang täglich zur Bestrahlung, jeweils zwei bis drei Minuten. Danach ging es für drei Wochen zur Kur nach Scheidegg – bis kurz vor Weihnachten.

Wie lange waren Sie krankgeschrieben?

Von April bis Dezember 2006. Ich hatte danach noch Resturlaub, und ab 15. Januar 2007 habe ich wieder gearbeitet.

Wie ging es Ihnen Anfang 2007?

Nachdem ich damit konfrontiert worden bin, dass ich sterbenskrank bin, kam es mir in der ersten Zeit total nichtig vor, was ich im Beruf machen musste.

Was genau war Ihre Aufgabe?

Kurz vor meiner Erkrankung hatte ich vom Streifendienst, der überwiegend tagsüber stattfand, in eine Observationsgruppe gewechselt. Die hatten drei Nachtschichten pro Woche. Nach der Krebstherapie war das für mich sehr anstrengend, weil ich körperlich bei Weitem nicht mehr so fit war wie früher. Auch psychisch war ich angegriffen. Mir hatte die Diagnose zugesetzt: Mit 28 Jahren hat man ganz andere Pläne und denkt nicht, dass man Krebs bekommen könnte. Zudem überlegte ich mir ständig, worauf ich jetzt achten muss, wie es weitergehen kann, denn eigentlich wollte ich auch Kinder. Ich war völlig überfordert mit diesen ganzen Maßnahmen, die ich über mich ergehen ließ. Man kennt sich mit so etwas ja nicht aus. Ich hatte mich vorher noch nie mit einer möglichen Krebserkrankung beschäftigt.

Der Nachtdienst hat Sie zusätzlich gestresst?

Ja, ich habe gemerkt, dass mir das überhaupt nicht gut tut, doch ich habe es mir nicht eingestanden. Ich habe einfach weitergemacht, fast drei Jahre lang. Dann erst war mir endgültig klar: „Das packe ich nicht mehr, das geht auf meine Gesundheit, ich will nicht noch einmal krank werden." So habe ich im September 2009 wieder in den Tagesdienst gewechselt und bin Streife gefahren. Vielleicht lag meine Erschöpfung auch daran, dass ich die Chemo- und Strahlentherapie sehr zügig durchgezogen habe, damit ich wieder arbeiten kann. Die meisten Frauen mit Brustkrebs, die ich während der Kur getroffen habe, haben sich da viel mehr Zeit gelassen.

Ging es Ihnen im Tagesdienst besser?

Der Tagesdienst war besser, doch die Aufgabenstellung war natürlich geringer einzustufen, das hat mir psychisch schon etwas ausgemacht. Ich habe mich da praktisch selbst degradiert, aufgrund meines körperlichen Zustandes. Um mich zu trösten, redete ich mir gut zu und habe mir gesagt, dass ich jetzt an mich denken muss, damit ich wieder fit werde, selbst wenn die Arbeit nicht so viel Spaß macht.

Streife fährt man doch auch nachts?

Wegen des Krebses gelte ich seit 2006 für sechs Jahre als schwerbehindert. Und so sprach ich mit dem Schwerbehinderten-Beauftragten bei uns und sagte ihm, dass ich Nachtdienst nicht mehr packe aufgrund der Erschöpfung. Er hat dafür gesorgt, dass ich nur noch Tagesdienst machen muss.

Welche Medikamente mussten Sie seit der Krebserkrankung einnehmen?

Ich bekam jeden Monat eine Spritze, die meinen monatlichen Zyklus unterdrückt hat, sodass ich praktisch in den Wechseljahren war. Es hat meiner Hirnanhangdrüse praktisch signalisiert, dass sie keine Hormone produzieren soll. Der Tumor war hormonabhängig, und man wollte das einfach für eine gewisse Zeit ausschalten. Das andere Mittel waren Tabletten, die dafür gesorgt haben, dass in den Eierstöcken kein Ei heranwuchs.

Müssen Sie die Medikamente immer noch nehmen?

Die Spritze bekomme ich seit Mitte 2010 nicht mehr. Die Tabletten muss ich noch bis Ende 2011 nehmen.

Dass Sie sich so erschöpft fühlten, lag Ihrer Meinung nach an der Strahlentherapie?

Ja, die Chemo hat mir gar nicht so viel ausgemacht. Erst nach der Strahlentherapie fühlte ich mich immer so müde und schlapp, dass ich im Stehen hätte einschlafen können.

Wie kamen Sie auf die Idee, sich auf eine mögliche Schwermetallbelastung hin untersuchen zu lassen?

Weil ich mich immer so erschöpft fühlte, war ich bei der Psychologischen Beratungsstelle und habe die Psychologin dort konsultiert. Eines Abends fand in den Räumen ein Vortrag von einer Ärztin und Homöopathin statt, soweit ich weiß ging es um Leben mit Krebs. Das habe ich mir angehört. Ich fand die Ärztin ganz in Ordnung und habe mir bei ihr einen Termin geben lassen. Ich fragte sie, was man bezüglich meiner Erschöpfung tun könne. Sie hat daraufhin einen Test mit mir gemacht, um herauszufinden, welche Einflüsse störend auf meinen Organismus wirken. Zum Beispiel Nahrungsmittel, Chemikalien, Elektrosmog, Störfelder und auch Schwermetalle. Da der Test eine hohe Schwermetallbelastung ergab, hat sie mich zu einem Arzt nach Würzburg überwiesen, weil der diese Schwermetallausleitungen sehr gründlich macht.

Wann waren Sie zum ersten Mal bei diesem Spezialisten?

Im Februar 2009.

Und dort wurde ein neuer Test gemacht, um die Schwermetallbelastung noch einmal exakt festzustellen?

Richtig.

Wie sah das Ergebnis aus?

Ich hatte eine besonders hohe Belastung durch Blei, Chrom, Eisen, Kupfer, Mangan, Antimon, Arsen, Cäsium, Quecksilber, Cadmium, Nickel, Palladium, Thallium, Titan und Zinn.

Da waren Sie extrem betroffen. In welchen Abständen erfolgten die Schwermetallausleitungen?

In den ersten Monaten war ich zwei Mal wöchentlich zur Ausleitung.

Wurden außer der Ausleitung noch andere Therapien gemacht?

Ja, es wurden zur Entlastung des Körpers und zur Unterstützung der Heilung weitere Behandlungen durchgeführt. Ich erhielt Mineralien, Spurenelemente und Vitamine. In der Praxis wurden auch verschiedene Infusionen zur Regulierung des Säure-Basen-Haushaltes oder mit Vitamin C und Zink sowie Sauerstoffeigenblut-Behandlungen, die Colon-Hydro-Darmreinigung und Akupunkturbehandlungen durchgeführt.

Wann haben Sie gemerkt, dass es Ihnen ein bisschen besser geht?

Wenn ich das noch richtig weiß, nach ungefähr einem Jahr.

Seit Anfang 2010 fühlen Sie sich besser?

Ja, ich bin seitdem nicht mehr so extrem müde, sondern fühle mich deutlich vitaler. Ich war vorher auch psychisch labil, obwohl ich gar nicht der Typ dafür bin. Eigentlich bin ich hart im Nehmen, doch diese Strapazen mit der Krebstherapie und die Gedanken, die einen dazu begleiten, haben mich verändert. Erst nach einem Jahr Schwermetallausleitung und begleitenden Aufbautherapien habe ich gespürt, dass ich wieder ich selbst wurde.

Wie hatte sich diese psychische Labilität bemerkbar gemacht?

Das war für mich ganz seltsam: Bei unvorhergesehenen Ereignissen war ich total nah am Wasser gebaut. Das hatte ich früher überhaupt nicht. Und jetzt bin ich Gott sei Dank auch wieder stabiler.

So stabil wie vor der Krebserkrankung?

Nein, anders. Ich fühle mich insgesamt ganz anders seit dieser Erkrankung. Ich gehe viel bewusster, sensibler mit mir und dem Leben um.

Was sagen Ihre Kollegen und Freunde zu Ihrem verbesserten Befinden?

Die sagen, ich würde viel besser aussehen. Das hängt allerdings auch damit zusammen, dass ich keine Nachtschichten mehr mache. Doch ich denke, es liegt auch an den Ausleitungen und den Aufbautherapien.

Geht die Ausleitungstherapie noch weiter?

Ja, im Moment soll ich alle vier Wochen zur Ausleitung kommen. Der Arzt wollte auch noch prüfen, ob bei mir ein Gen-Defekt vorliegt, der dafür sorgt, dass ich die Schwermetalle selbst nicht richtig ausleiten kann. Wenn dem so ist, muss man dies in der Therapie auch in Zukunft berücksichtigen.

Wann war der letzte Test und wie war das Ergebnis?

Im November 2010. Die Werte waren immer noch hoch, doch nicht mehr ganz so hoch wie am Anfang. Kobalt, Kupfer, Mangan, Blei, Cadmium, Nickel und Quecksilber sind nach wie vor zu hoch.

Wie ist Ihr Lebensgefühl jetzt?

Ich bin froh, dass ich auf diesen Arzt aufmerksam gemacht wurde und mich da in Behandlung begeben habe, auch wenn das aufwändig war. Doch ich weiß nicht, wo ich sonst gelandet wäre. Vielleicht hätte man mir irgendwann Psychopharmaka verabreicht.

**Herzlichen Dank für das Gespräch
und weiterhin alles Gute!**

Krebs

Neben der zufriedenstellenden Behandlung des Fatigue-Syndroms wurde möglicherweise auch die Prognose hinsichtlich des Wiederauftretens des Krebses bei der jungen Patientin des letzten Interviews entscheidend verbessert. Dies wird deutlich, wenn man sich etwas näher mit dem Einfluss von toxischen Metallen auf die Entstehung von Tumoren beschäftigt. Die krebsfördernden Faktoren durch Blei, Quecksilber und andere toxische Metalle werden seit Jahrzehnten erforscht und sind zum Teil sehr gut dokumentiert[60,61]. Leider merken die Patienten davon nichts, denn eine chronische Schwermetallbelastung eines Krebspatienten (oder eines anderen Risikopatienten) zu messen, geschweige denn zu behandeln, gehört trotzdem nicht zum Standard. Dies sollte sich unbedingt ändern, um die Vorsorge- und Heilungschancen schnellstmöglich zu verbessern.

Die Bedeutung der gefährlichen Wechselwirkungen verschiedener Umweltbelastungen wird auch in den Aussagen von Dr. Frank Rauscher, dem ehemaligen Leiter des staatlichen amerikanischen Krebsforschungsinstitutes NCI, in einem Interview mit dem TIME-Magazin im Jahr 1975(!) deutlich[62]. Dr. Rauscher führte darin die Zunahme der Zahl der Todesfälle durch Krebs in den USA auf den steigenden Verbrauch chemischer Produkte zurück. Leider wurden die notwendigen Konsequenzen in punkto Umweltschutz nicht gezogen, sodass die Zahl der Krebserkrankungen weiter dramatisch anstieg. Wissenschaftler gaben im Jahr 2000 bekannt, dass Krebsfälle bei Kindern unter 15 Jahren in den USA seit 1975 um über 30 % angestiegen sind[63]. Ein ‚gefährlicher Cocktail aus Umweltschadstoffen' wurde dafür verantwortlich gemacht. Die Prognose für die Zukunft sieht aufgrund mangelnder Konsequenzen noch schlechter aus. Die Weltgesundheitsorganisation WHO geht in ihrem Welt-Krebs-Bericht davon aus, dass bis zum Jahr 2020 die Krebserkrankungen um 50 % zunehmen werden[64]. Auch die WHO sieht in Schwermetallen einen wesentlichen Faktor, der für die Entstehung dieser Krankheiten verantwortlich ist[65]. Kein Wunder, denn Metalle und Schwermetalle können bei allen Phasen der Entstehung von Krebstumoren, Wachstum, Metastasierung und Wiederauftreten von Tumoren, eine wichtige Rolle spielen. Sie können einerseits die Erbsubstanz im Zellkern schädigen und somit den ersten Auslöser für die Entstehung einer Krebszelle liefern[66]. Andererseits können giftige Metalle aber auch die Reparatur des Zellkerns, also die DNA-Reparatur, blockieren[67]. Dadurch ist es möglich, dass sie als Co-Karzinogen wirken: Ein zellschädigender Einfluss wie z. B. radioaktive Strahlung, eine Chemikalie oder ein anderes

Karzinogen verursacht einen Zellkernschaden, der normalerweise von spezialisierten Reparaturenzymen behoben wird. Die Funktion dieser Reparaturenzyme kann durch Metalle erheblich behindert werden. So kann z. B. die Haut in Gegenwart von Nickel gegenüber der UV-Strahlung empfindlicher werden, woraus sich ein erhöhtes Krankheits- und Krebsrisiko ergibt. Des Weiteren können Cadmium, Nickeloxid und wasserlösliches Nickel durch die Enzymhemmung nicht nur die Reparaturvorgänge in der Haut, sondern alle grundlegenden Reparaturmechanismen im Körper negativ beeinflussen[68]. Dadurch können die schädigenden Wirkungen anderer krebsauslösender Substanzen an vielen Organen im Körper stärker zum Tragen kommen und zur Bildung von Krebszellen führen. Eine zweite Abwehrmaßnahme unseres Körpers gegen Krebszellen ist unser zelluläres Immunsystem, das aus B- und T-Lymphozyten und den sogenannten Killerzellen besteht. Sie besitzen alle gemeinsam die Fähigkeit, Krebszellen zu erkennen, anzugreifen und abzutöten. Blei, Cadmium, Quecksilber und Kupfer können die Anzahl dieser lebenswichtigen Abwehrzellen verringern und darüber hinaus ihre Beweglichkeit und ihre Aktivität bei der Bekämpfung von Krebszellen blockieren[69,70,71]. Dies konnten Forscher aus China und anderen Ländern unabhängig voneinander nachweisen. Diese Erkenntnisse stammen einerseits aus Studien an Zellkulturen, andererseits auch aus Untersuchungsergebnissen von Patienten. Somit liegt der Verdacht nahe, dass Menschen mit einer bislang nicht untersuchten Schwermetallbelastung auch ein bislang nicht kalkuliertes Risiko einer Schädigung ihres Immunsystems und ihrer Zellreparatur in sich tragen. Wer glaubt, dies beträfe nur Menschen mit Amalgam-Füllungen oder Arbeiter in der metallverarbeitenden Industrie, der irrt sich gewaltig.

Wie bereits dargelegt, haben verschiedene Fachleute unabhängig voneinander hochgerechnet, wie viele Schwermetalle ein Europäer durchschnittlich jeden Tag zu sich nimmt. Die Angaben schwanken zwar von Region zu Region etwas, aber als gemeinsamen Nenner kann man festhalten, dass ein Durchschnittsbürger jeden Tag mit mehreren niedrig dosierten Schwermetallen gleichzeitig in Kontakt kommt. Wie viel er davon aufnimmt und was damit im Körper geschieht, hängt von mehreren Faktoren ab und lässt sich nicht voraussagen. So führen beispielsweise genetische Unterschiede dazu, dass die Entgiftungsfähigkeit der Menschen unterschiedlich ist. Es ist also möglich, dass von zwei Menschen, die die gleiche Menge an Schwermetallen aufnehmen, einer beschwerdefrei bleibt, der andere aber Symptome einer Schwermetallvergiftung entwickelt. Wie groß das Ausmaß dieser genetischen Variationen ist, zeigt sich daran, dass nahezu jeder zweite Deutsche genetische Abweichungen vom Idealzustand der Entgiftungsenzyme aufweist[72]. Neben einem völligen Fehlen eines Enzyms ist es auch möglich, dass lediglich eine Schädigung des Gens vorliegt, welche zu einem mangelhaft funktionierenden Enzym führt. Je nachdem, wie stark die genetischen Defekte in den Entgiftungsenzymen ausgeprägt sind und wie viele Enzyme sie betreffen, ist die körpereigene Entgiftungsfähigkeit mehr oder weniger stark beeinträchtigt. So können sich Schadstoffe oder Schwermetalle in den Zellen anreichern, wenn der Körper nicht in der Lage ist, sie in ausreichendem Maß zu entgiften. Dort richten sie vielfältige Schäden an. Einige Schwermetalle besitzen die Fähigkeit, die gezielte Selbstzerstörung (Apoptose) geschädigter Zellen zu blockieren. Diese Zell-Selbstzerstörung ist eigentlich ein sinnvoller Abwehrmechanismus, der eine weitere Zellteilung und Vermehrung kranker Zellen im Körper verhindert. Wird dieser nützliche Vorgang behindert, dann können Krebszellen am Leben bleiben und sich weiter teilen. Doch damit noch nicht genug: Nicht nur die Zellreparatur, die Selbstzerstörung von kranken Zellen und die Abwehrzellen werden behindert, sondern es gibt auch Metalle, die Tumorzellen direkt zum Wachstum anregen. Blei, Nickel, Quecksilber, Chrom, Kobalt, Kupfer, Vanadium und Zinn können das Wachstum von menschlichen Brustkrebszellen stimulieren[73]. Dies geschieht sowohl über die Anregung der Bildung von Östrogenrezeptoren als auch durch die Stimulierung von bereits vorhandenen Östrogenrezeptoren. Da viele Brustkrebsarten auf solche Wirkungen am Östrogenrezeptor mit verstärktem Wachstum reagieren, wird die Brisanz und Bedeutung einer ‚ganz normalen‘ Schwermetallbelastung deutlich. Es ist auch denkbar, dass durch den wachstumsfördernden Einfluss der Schwermetalle auf Tumorzellen die Entstehung von Rückfällen und Metastasen begünstigt wird. Japanische Wissenschaftler erforschten die Aggressivität von Tumorzellen und ihre Fähigkeit, gesunde Zellen und Organe zu infiltrieren, was als Voraussetzung für eine Metastasierung von Tumoren in andere Organe gilt. Sie untersuchten dabei menschliche Krebszellen und ihr Verhalten gegenüber menschlichen Bindegewebs- und Gewebsabschlusszellen. Dabei entdeckten die Forscher, dass menschliche Gewebszellen, die mit Schwermetallen belastet waren, von den Krebszellen leichter ‚eingenommen‘ wurden[74]. Dies ist ein wichtiger Hinweis darauf, dass Organe, die mit Schwermetallen belastet sind, leichter von Krebszellen angegriffen werden können als gesunde Zellen. Das sollte Anlass genug sein, die Schwermetallbelastung durch Zahnmaterialien, Impfstoffe, Kosmetika, Medikamente und Lebensmittel auf ein Minimum zu reduzieren. Dazu gibt es genügend Möglichkeiten. Sie reichen vom Amalgam-Verbot über das Verbot von bleihaltiger Jagdmunition bis hin zum Verzicht von Titan in Medikamenten.

Wie sinnvoll es sein kann, neue Forschungsergebnisse zum Schutz der Bevölkerung in die Tat umzusetzen, zeigt folgendes Beispiel: Untersuchungen an Bevölkerungsgruppen, die einer regional bedingt hohen Arsenkonzentration im Trinkwasser ausgesetzt sind, zeigen eine Verbindung zwischen anorganischem Arsen und einem erhöhten Risiko, an Haut-, Lungen-, Nieren- und Blasenkrebs zu erkranken. Obwohl die Umstände, unter denen Metalle im Trinkwasser den menschlichen Körper schädigen können, noch nicht bis ins letzte Detail erforscht waren, schien es den Verantwortlichen einer betroffenen Region in Taiwan doch einleuchtend zu sein, dass das Auftreten von Krebserkrankungen durch eine Verringerung der Schwermetallbelastung reduziert werden kann. Sie konnten durch eine Verbesserung der Trinkwasserqualität inklusive dem Entfernen von Arsen das Auftreten von Nieren- und Lungenkrebs verringern. Dies ergab eine Langzeituntersuchung, die von 1971 bis zum Jahr 2000 erhoben wurde[75],[76].

Im Jahre 2001 konnten amerikanische Wissenschaftler nachweisen, dass auch Eisen zur Bildung von Sauerstoffradikalen und zur DNA-Schädigung führen und damit den ersten Anlass für eine Zellschädigung und -entartung liefern kann. So verwundert es nicht, wenn andere Forscher entdeckt haben, dass eine hohe Eisenbelastung des Körpers mit der Entstehung von Brustkrebs in Verbindung stehen kann[77]. Obwohl Wissenschaftler in Gewebeproben von Brustkrebspatientinnen neben Eisen auch Anreicherungen von Quecksilber, Blei, Cadmium, Chrom, Zink und Nickel nachweisen konnten und diese Ergebnisse im Jahr 2006 veröffentlichten, fanden sie bislang kaum Beachtung im normalen Klinikalltag. Brustkrebspatientinnen werden erst gar nicht hinsichtlich ihrer Schwermetallbelastung untersucht und dementsprechend auch nicht behandelt. Was soll man dazu sagen, dass nach wie vor die Schwermetallbelastungen von Tumor-patienten und von Menschen mit einem erhöhten Tumorrisiko nicht gemessen und behandelt werden, obwohl seit 1975 der Ein-fluss von Umweltgiften und die krebsauslösende Wirkung von Schwermetallen bekannt ist und obwohl die Prognosen für die kommenden Jahrzehnte zunehmend schlecht sind? Grenzt das nicht an Fahrlässigkeit?

Autoimmunerkrankungen

Die Fähigkeit, sich gegen Parasiten, Viren, Bakterien und Pilze wehren zu können, ist für den menschlichen Körper lebenswich-tig. Diese Aufgabe übernimmt das Immunsystem, das aus einem angeborenen und einem erworbenen Teil besteht, welche eng miteinander vernetzt sind. Der angeborene Teil des Immunsys-tems besitzt die Fähigkeit, Krankheitserreger und Schadstoffe ab einer gewissen Größe einfach aufzufressen. Andere Zellen des Immunsystems gehören zum erworbenen Teil und können ‚Spezialwaffen‘, die Antikörper, bilden, die genau mit bestimm-ten Strukturen auf der Oberfläche von Mikroorganismen oder Fremdkörpern zusammenpassen. Sie binden an diese Strukturen und dieser Fremdstoff-Antikörper-Komplex wird dann gezielt gefressen. Die Antikörperbildung lernt unser Immunsystem im Laufe des Lebens und kontrolliert sich selbst, indem es eigene Oberflächenstrukturen von fremden unterscheiden kann. Dafür merkt es sich alle Stoffe als körpereigen, mit denen es zum Zeit-punkt der Geburt im Körper in Kontakt kommt (Selbsttoleranz), alle später auftretenden Strukturen sind jedoch fremd[78]. Doch manchmal kommt es zu Fehlern im Abwehrsystem und der Kör-per meint eigene Organe und Gewebe seien fremd. Dann bildet das Immunsystem sogenannte Autoantikörper, die sich fälschlicherweise gegen Strukturen des eigenen Körpers richten. Dies ist die Grundlage der Autoimmunkrankheiten. Der Grund dafür ist noch nicht ganz geklärt. Genetische Ursachen und äußere Auslöser kommen infrage. Autoimmunerkrankungen sind z. B. eine hämolytische Anämie (Blutarmut), bei der sich Autoantikörper an die roten Blutkörperchen anlagern und diese zerstören. Bildet das Immunsystem hingegen Antikörper gegen die Schilddrüse, so kommt es zur Über- oder Unterfunktion der Schilddrüse (Hashimoto Thyreoiditis oder Morbus Basedow), was das gesamte Hormonsystem in Mitleidenschaft zieht. Antikörper gegen Leberzellen können zur Entzündung oder Zerstörung der Leber führen. Früher war man der Ansicht, dass Autoantikörper nur an den Zelloberflächen angreifen, inzwischen weiß man allerdings, dass sie auch in gesunde Zellen einschließlich Nervenzellen eindringen können und dann zum Absterben der Zelle führen.

Metalle können die Neigung des Körpers für Autoimmunreaktionen erhöhen: Quecksilber, Gold und Platin besitzen die Fähigkeit, sich mit körpereigenen Eiweißen zu verbinden. Der Körper erkennt diese Eiweiße dann als fremd und löst einen Angriff gegen sich selbst aus. Ein zweiter Mechanismus ist die Zerstörung von Eiweißen des Körpers durch freie Radikale, die durch giftige Metalle verstärkt gebildet werden. Das Immunsystem des Körpers geht dann gegen diese veränderten, ursprünglich eigenen Eiweiße vor und kann dann auch die gesunden angreifen. Schließlich können die Metalle auch direkt die Zellen schädigen, die dem Immunsystem die Information übermitteln, dass Fremdstoffe vorhanden sind. Dies kann letztlich in einem Angriff des Immunsystems gegen den eigenen Organismus gipfeln, sozusagen als Folge einer Fehlinformation.

Forscher der Universität New York konnten zusammen mit polnischen Kollegen, durch die systematische Untersuchung von Stahl-Arbeitern und Arbeitern einer Nickel-Cadmium-Batteriefabrik nachweisen, dass durch den stetigen Kontakt mit Nickel und Cadmium eine Entzündungsreaktion im Körper entsteht, die mit einer Erhöhung von Autoantikörpern gegen Zellkernbestandteile (DNA-Basen) einhergeht[79]. In der Fachsprache werden diese Antikörper als Antinukleäre Antikörper – kurz ANA-AK – bezeichnet und können im Blut der Patienten gemessen werden.

Eine andere Arbeitsgruppe veröffentlichte fünf Jahre später weitere interessante Forschungsergebnisse: Im Blut von Arbeitern, die mit Blei und Quecksilber in Kontakt gekommen sind, fanden sie Autoantikörper gegen Bausteine des Nervensystems (Neurofilamente und Myelin). Ihre Anzahl war umso höher, je größer die Blei- und Quecksilberbelastung war, die man anhand von Blut- und Urinproben nachgewiesen hat[80]. Die Antikörper bewirken die Zerstörung der Schutzhülle der Nerven (Myelinscheide), wodurch es zu Störungen im Nervensystem kommt: Sehstörungen, Schwäche der Arme und Beine, Gehstörungen und Missempfindungen können die Folge sein. Bei den untersuchten Arbeitern mit erhöhten Antikörpertitern fanden sich bereits leichte Störungen der Gefühlswahrnehmung und der Beweglichkeit von Armen und Beinen, auch wenn sie noch nicht als krank galten[78]. Zu den Krankheiten, die durch solch eine Demyelinisierung entstehen können, gehört die Multiple Sklerose (MS). Schon seit Längerem hat man Hinweise darauf, dass Schwermetalle bei der Entstehung einer MS eine Rolle spielen. Inzwischen hat man bei MS-Patienten Antikörper gegen Myelin (ANTI-MBP) gefunden, die zellabtötend wirken und wahrscheinlich eine wichtige Rolle bei der Entstehung der MS spielen. Auch bei diesem Schlüsselmechanismus der Antikörperbildung von MS-Patienten ist also eine (mit)auslösende Ursache durch Schwermetalle möglich. So wäre es eigentlich einen Therapieversuch wert, alle MS-Patienten gründlich hinsichtlich einer möglichen Schwermetallbelastung zu untersuchen und gegebenenfalls von Quecksilber und Blei zu entgiften. Auf diese Weise könnte man dieser schweren Krankheit, deren Ursachen noch nicht eindeutig geklärt sind, zumindest eine Grundlage entziehen. Ich werde das Thema MS später in diesem Buch noch intensiver bearbeiten (s. S. 183 ff).

Eine weitere schwere Krankheit bei der Autoantikörper auftreten, die die Nerven angreifen, ist die Amyotrophe Lateralsklerose (ALS). Die ALS ist eine meist rasch fortschreitende Krankheit mit Zerstörung der Muskelnerven (Motoneuronen) und einer daraus folgenden Muskelschwäche. Sie endet im Ausfall der Muskelfunktionen. Ungefähr die Hälfte der Betroffenen stirbt innerhalb von drei Jahren. Als 1850 das Krankheitsbild der ALS entdeckt wurde, waren unter den Betroffenen bereits einige Patienten mit einer beruflichen Bleibelastung. Später wurden in mehreren Studien erhöhte Bleiwerte im Blut, Rückenmarksflüssigkeit und Rückenmark bei ALS-Patienten nachgewiesen[81],[82]. Auch wenn vielleicht noch nicht die letzten Zusammenhänge zwischen der Schwermetallbelastung, der Autoantikörperbildung und der Entstehung der ALS geklärt sind, sollten doch die bereits vorhandenen Erkenntnisse ausreichen, um bei Patienten, die an einer ALS erkrankt sind, eine gründliche Schwermetalldiagnostik und -entgiftung durchzuführen. Schließlich besteht kein Zweifel, dass der Schaden, der von Autoantikörpern ausgeht, lebensgefährlich sein kann. Aufgrund der bereits bekannten Zusammenhänge zwischen Schwermetallen und der Bildung von Autoantikörpern kann man Ähnliches, was für die MS und die ALS gesagt wurde, für alle Autoimmunerkrankungen fordern: eine gründliche Entgiftung aller betroffenen Patienten von Schwermetallen. Aufgrund der

Schwere der Krankheitsbilder sollte man sich meiner Meinung nach nicht unbedingt nur an die Grenzwerte halten, sondern eine möglichst weitgehende Entlastung der Patienten herbeiführen. Dies gilt meines Erachtens auch für die Myasthenia gravis, die zwar weniger dramatisch als eine ALS oder viele Formen der MS verläuft, durch die die Betroffenen jedoch auch erheblich beeinträchtigt werden. Der Name Myasthenia gravis ist lateinischen und griechischen Ursprungs und bedeutet wörtlich übersetzt ‚schwere Muskelschwäche'. Gemeint ist damit eine Autoimmunkrankheit, die zu unterschiedlich ausgeprägten Schwächezuständen der Muskulatur führt. Welche Muskeln betroffen sind und welche Beschwerden dadurch entstehen, ist nicht bei allen Patienten gleich. Die Schwächezustände können an den Muskeln auftreten, die die Augenbewegung, die Augenöffnung, das Kauen, Schlucken, Sprechen, die Gesichtsmuskeln und den Gesichtsausdruck (Mimik) steuern. Aber auch die Atemmuskulatur, die Rücken-, Arm- und Beinmuskeln können in Mitleidenschaft gezogen werden. Charakteristisch ist, dass die Muskelschwäche im Laufe des Tages – also bei andauernder Beanspruchung der Muskulatur – stärker wird. Verantwortlich für die Beschwerden ist der Angriff des eigenen Immunsystems gegen die Verbindungsstelle zwischen Nerven und Muskeln. Wie kann man sich das vorstellen? Unter normalen Bedingungen steuern die Nerven die Muskeln. Wenn sich ein Mensch entscheidet, aus seinem Stuhl aufzustehen und in ein anderes Zimmer zu gehen, dann wird dieser Impuls über die Nerven an die Muskeln gesendet, die dafür nötig sind: Bein-, Rücken- und Rumpfmuskeln. Auch der Kopf bewegt sich mit, ebenso die Augenmuskeln und die Arme. Die aktivierten Muskeln kontrahieren sich und bewegen die Knochen, an denen sie befestigt sind. So kann der Mensch Bewegungen ausführen. Der Übergang des Nervenimpulses vom Nerv zum Muskel erfolgt dabei durch Botenstoffe, die vom Nerv abgegeben und vom Muskel aufgenommen werden, was letzterem den Befehl zur Aktivität gibt. Bei der Myasthenia gravis richten sich Autoantikörper gegen die Empfänger für den Botenstoff an der Verbindung vom Nervensystem zur Muskulatur. Dadurch werden die Impulse aus dem Nervensystem, die die Muskeltätigkeit steuern, nicht weitergeleitet. Da nicht alle Rezeptoren an allen Muskeln gestört werden, ist auch nur eine gewisse Anzahl von Muskelfasern an bestimmten Muskeln betroffen. Dies erklärt, warum die Schwäche der Myasthenie-Patienten sich nicht auf alle Muskeln erstreckt und warum die geschädigten Muskeln nicht komplett funktionslos sind. Von besonderer Bedeutung bei der Entstehung der Myasthenie ist die Funktion der Thymusdrüse. Sie liegt im oberen Brustkorb hinter dem Brustbein. Die Zellen der Thymusdrüse zählen zum Immunsystem und spielen eine wichtige Rolle in der Entwicklung der Immunabwehr in der Kindheit. Vom Kindesalter bis zur Pubertät wächst die Thymusdrüse. Im Verlauf des weiteren Lebens beginnt sie wieder zunehmend zu schrumpfen. Dabei wird das immunaktive Gewebe durch Fett ersetzt. Bei Erwachsenen, die an der Myasthenie erkrankt sind, ist der Thymus krankhaft verändert. Er enthält eine Art Wucherungen von Immunzellen, die vergleichbar sind mit einem geschwollenen Lymphknoten während eines Infektes. Einige Forscher gehen davon aus, dass die anormalen Lymphzellen des Thymus bei Myasthenie-Patienten Fehlinformationen an das Immunsystem weiterleiten, was letztlich zur Bildung der Autoantikörper führt. Zur Behandlung werden Medikamente gegeben, die den Botenstoff am Muskel (Acetylcholin) erhöhen sollen. Reicht dies nicht aus, werden immununterdrückende Medikamente gegeben. Oft wird auch die Thymusdrüse operativ entfernt, um den Krankheitsverlauf positiv zu beeinflussen.

INTERVIEW: Myasthenia gravis

Klaus B., Mechaniker, 43 Jahre

Herr B., Sie haben eine sogenannte Myasthenia gravis.
Wann hatten Sie die ersten Symptome?

Das hat bereits 1985 begonnen, als ich 17 Jahre alt war. Es fing an mit Augenlidhängen und teilweise habe ich auch Doppelbilder gesehen. Das waren die klassischen Symptome. Doch erst 2000 hat man erkannt, dass es sich um Myasthenia gravis handelt.

Sie waren doch sicher vorher schon bei Ärzten. Was haben die zu Ihren Symptomen gesagt?

Die sind mehr auf den optischen Mangel eingegangen und boten an, dass ich die Augenlider mittels einer kosmetischen Operation straffen lassen könne. Doch ich müsste das selbst bezahlen. Und außerdem könne es dann sein, dass ich die Lider nachts nicht mehr richtig schließen kann. Daher habe ich das nicht machen lassen.

Und was hat man Ihnen zu den Doppelbildern gesagt?

Dafür hatten sie keine Erklärung. Dieses Symptom hatte ich auch nicht so häufig – und wenn, war es stark abhängig von meiner Tagesform: Bei Stress kam es vor, bei extremer Hitze und bei extremer Kälte, doch im entspannten Zustand hatte ich das selten.

Ihre Symptome haben sich bis 2000 so verschlechtert, dass Sie einen Experten aufgesucht hatten. Wie kamen Sie auf den?

Ich war zunächst beim Augenarzt. Dieser hatte mich überwiesen in die Augenklinik. Die konnten jedoch auch nichts machen und überwiesen mich zu einem Neurologen. Der war relativ gut. Er hat erkannt, dass es sich um eine Myasthenia gravis handeln könnte und hat mich in eine neurologische Klinik überwiesen. In der Klinik gibt es einen Professor, der sich auf das Thema spezialisiert hat.

Was wurde in der Klinik gemacht?

Der leitende Professor hat mich untersucht, die Diagnose Myasthenia gravis gestellt und mir die typische Myasthenie-Behandlung verordnet.

Und die wäre?

Ich wurde zunächst auf verschiedene Medikamente eingestellt, darunter waren Cortison und Pyridostigmin, ein Wirkstoff, der bei krankhafter Muskelschwäche eingesetzt wird. Außerdem ein Immunsuppressivum, das die Bildung von Antikörpern hemmt. Sowie einen Magenschutz und Kalium-Brausetabletten für die Entstehung und Weiterleitung von Nervensignalen. Mir wurde die Entfernung der Thymusdrüse empfohlen, sobald ich medikamentös stabil genug dafür wäre. Das habe ich ein halbes Jahr nach Behandlungsbeginn auch machen lassen.

Haben Ihnen die Medikamente geholfen?

Nein, im Laufe der Jahre haben sich die Beschwerden verschlechtert.

Gab es Nebenwirkungen?

Ja. Schweißausbrüche, Muskelzittern, Bauch- und Magenkrämpfe sowie Durchfall.

Wie ging es Ihnen in den ersten Jahren nach der Diagnose?

Im Jahre 2000 war meine Frau schwanger, das Kind starb jedoch bei der Geburt. Das hat mich psychisch sehr heruntergezogen. Im Laufe der nächsten zwei Jahre entstanden die ersten Schwierigkeiten beim Sprechen, sodass man mich nicht mehr so deutlich verstehen konnte. Das brachte mir auch Stress im Beruf und belastete mich zusätzlich. Die Probleme durch die Muskelschwäche wurden schlimmer, mir ging es immer schlechter. Weil ich unter den Nebenwirkungen der Medikamente litt, suchte ich verzweifelt einen Weg, um da herauszukommen. Ich kam in Kontakt mit einem sehr erfahrenen Homöopathen. Dieser gab mir hoch potenzierte Homöopathie als Einmalgabe immer beim halbjährlichen Termin. Er hat es damit geschafft, meinen Gesundheitszustand zu verbessern. Ich konnte sogar die gesamten Medikamente weglassen!

Moment, Sie konnten alle Medikamente weglassen, ohne dass es Ihnen schlechter ging?

Richtig.

Wann war das?

Der Behandlungszeitraum war von 2002 bis 2007. Ab dem Jahr 2004/2005 nahm ich keine schulmedizinischen Medikamente mehr, nur noch das homöopathische Mittel.

Hatten Sie sich auch noch einmal von Schulmedizinern beraten lassen?

Im Jahr 2009 habe ich nochmals den Professor der neurologischen Klinik aufgesucht, bei dem ich bereits im Jahr 2000 war. Ich wollte wissen, ob es Neuigkeiten bezüglich der Behandlung der Myasthenie gibt. Bei der Gelegenheit hatte ich ihm beschrieben, welchen therapeutischen Weg ich mittlerweile gegangen war, doch ich bin nicht auf offene Ohren gestoßen. Er hielt nichts von Homöopathie und stellte mich vor die Wahl: Entweder wieder umstellen auf die schulmedizinischen Medikamente, oder dass ich meinen Weg alleine weitergehe.

**Man war nicht bereit Sie gemeinsam mit dem Homöopathen
zu therapieren?**

Nein.

Wie lange waren Sie bei dem Homöopathen?

Bis 2007, dann ist er in Pension gegangen. Ich habe danach
keinen Homöopathen gefunden, der ähnlich gut war.

**Haben sich Ihre Beschwerden dadurch verschlechtert, dass Sie
keinen Zugang mehr zu dieser Homöopathie hatten?**

Das ist schwer zu beurteilen, da die Myasthenie nicht kontinuierlich verläuft.

**Hatten Sie nach der Homöopathie wieder die schulmedizini-
schen Präparate genommen?**

Nein.

**Was war der Anlass, dass Sie sich nochmals auf die Suche nach
einer hilfreichen Therapie gemacht haben?**

Im Februar 2010 verschlechterte sich mein Zustand. Beruflich
war ich in einer sehr angespannten Situation, wir hatten viel
Arbeit und ich war psychisch sehr gefordert. Durch private
Umbaumaßnahmen kamen ebenfalls noch weitere psychische
und physische Belastungen auf mich zu.

**Wie muss man sich die Verschlechterung Ihres Zustandes vor-
stellen?**

Ich hatte ohnehin seit fünf Jahren Durchfälle, obwohl ich
die Medikamente nicht mehr genommen hatte. Auf Nach-
frage sagte man mir, dass ein möglicher Pilzbefall im Darm
die Ursache sein könnte. Als der berufliche Stress hinzukam,
hatte ich morgens schon Kopfschmerzen. Nachts konnte ich
nicht schlafen, obwohl ich sehr müde war. Daraufhin haben
meine Sprachstörungen zugenommen. Ich war kraftlos, hatte

keinen Antrieb mehr und war schließlich total am Ende. Innerhalb von zwei Monaten verlor ich circa zehn Prozent meines Körpergewichtes.

Welche Maßnahmen haben Sie ergriffen, um das zu ändern?

Erst einmal bin ich zum Arzt gegangen und habe mich durchchecken lassen. Dieser hat mich ins Krankenhaus überwiesen. Doch organisch war alles in Ordnung. Dann bin ich zu einer Heilpraktikerin gegangen. Die vermutete bei mir eine Amalgam-Vergiftung. Das erzählte ich Bekannten und die gaben mir daraufhin die Adresse eines Arztes für Naturheilverfahren, der auf Schwermetallausleitungen spezialisiert ist.

Wann waren Sie zum ersten Mal dort?

Im September 2010.

Was wurde in der Praxis gemacht?

Zuerst erhielt ich die DMPS-Infusion, damit getestet werden konnte, welche Schwermetallbelastung vorliegt.

Welche Schwermetallbelastungen hatten Sie?

Bei Quecksilber hatte ich einen Wert, der 38 Mal höher war, als vertretbar gewesen wäre. Kupfer war um das achtfache erhöht.

Was wurde daraufhin gemacht?

Der Arzt riet mir zu einer Zahnsanierung, da ich in 12 Zähnen Amalgam hatte. Das sollte entfernt werden.

Das ist eine Menge. Wie viele Termine hatten Sie bei Ihrem Zahnarzt?

Das waren fünf Termine innerhalb von drei Wochen.

Wann wurden die Schwermetalle in der Arztpraxis ausgeleitet?

Bereits zum gleichen Zeitpunkt. Im Oktober hatte ich die Termine beim Zahnarzt und da begannen wir auch mit der Ausleitung. Das zog sich bis Weihnachten 2010 hin.

Wie geht es Ihnen heute? Merken Sie einen großen Unterschied zu der Zeit vor der Zahnsanierung und Schwermetallausleitung?

Ja. Was sich relativ schnell gezeigt hat war, dass ich nachts wieder besser durchschlafen konnte. Ich war vorher nervös, unruhig, ängstlich – das hat sich alles gelegt. Ich bin ruhiger und nicht mehr so angespannt wie früher. Die morgendlichen Kopfschmerzen gingen weg, die Sprachstörungen wurden besser. Vorher gab es auch das Problem der Appetitlosigkeit, was unter anderem zu der starken Gewichtsabnahme geführt hatte. Das wurde im Zuge der Zahnsanierung und Ausleitung auch besser. Ich habe wieder normalen Appetit und nehme zu, die Durchfälle haben sich gelegt.

Fühlen Sie sich heute vitaler?

Ja, ich habe wieder mehr Energie und bin voll arbeitsfähig.

Wie sieht es mit der Myasthenia aus, wie schlimm sind die Symptome jetzt?

Diesbezüglich habe ich auch nicht mehr so starke Beschwerden wie vor einem Jahr, also verbesserte Sprache, nicht mehr so viele Doppelbilder.

Sie sind von Beruf Ingenieur. Ist es nicht schwierig, sich mit einer Myasthenia gravis im Beruf zu halten? Haben Sie Angst um Ihren Arbeitsplatz?

Es ist nicht einfach, mich dort zu behaupten, vor allem wegen der Sprachprobleme. In meinem Beruf ist es notwendig, technische Diskussionen zu führen, und ich spüre schon, dass mir manchmal die Kraft ausgeht und ich die Deutlichkeit beim Sprechen verliere, die ich brauche, um konsequent mit meinen Argumenten nachzusetzen. Doch ich habe keine Angst um meinen Arbeitsplatz, mein Vorgesetzter hat Verständnis und unterstützt mich zu hundert Prozent. Ich habe mich vor drei Jahren innerbetrieblich in einen anderen Tätigkeitsbereich versetzen lassen. Früher hatte ich viel mit Kunden zu tun, jetzt arbeite ich in einem kleinen technischen Entwicklungsteam. Die Anforderung an mich, gute Arbeit zu leisten, ist natürlich nach wie vor da.

**Dann wünsche ich Ihnen weiterhin alles erdenklich Gute!
Vielen Dank für das Gespräch.**

Auch die Leber kann Ziel von Autoantikörpern eines fehlgeleiteten Immunsystems sein. Die Leber ist zuständig für die Entgiftung und Ausscheidung von Schadstoffen, die im Körper selbst entstehen oder von außen in den Körper gelangen. Die Entgiftungsflüssigkeit der Leber ist die Galle. Beachtlich ist die Menge, die pro Tag gebildet wird: zwischen 0,7 bis 1 Liter. Produziert wird die Galle von den Leberzellen, die sie in die Gallenkanälchen abgeben, welche zwischen zwei benachbarten Leberzellen verlaufen. Von dort fließt die Gallenflüssigkeit weiter in größere Gallengänge und wird entweder in der Gallenblase durch Wasserentzug eingedickt und gespeichert oder sie fließt direkt in den Dünndarm. Werden die Gallengänge in der Leber vom Immunsystem angegriffen und zerstört, so kommt es zu einer Schädigung der Leber bis hin zum Ausfall lebenswichtiger Leberfunktionen. Je nachdem welche Antikörper gebildet werden, unterscheidet man verschiedene autoimmunbedingte Leberkrankheiten: Bei der primär biliären Zirrhose findet man Antikörper gegen zelleigene Mitochondrien (Antimitochondriale Antikörper – AMA) und bei der primär sklerosierenden Cholangitis bildet der Körper Antikörper gegen Bestandteile der weißen Blutkörperchen (pANCA). Die Therapie besteht in der Gabe verschiedener Medikamente und – wenn das Krankheitsbild weiter fortschreitet – in einer Lebertransplantation. Bei aller Werbung, die augenblicklich um die Organtransplantationen gemacht wird, darf doch nicht übersehen werden, dass nach einer Transplantation neben einer Vielzahl von möglichen Komplikationen auch eine Dauertherapie mit immununterdrückenden Medikamenten durchgeführt wird, um die Abstoßung des neuen Organs zu verhindern. Dadurch kann die Lebensqualität und Gesundheit des Betroffenen langfristig erheblich beeinträchtigt sein. Deswegen sollten alle Anstrengungen unternommen werden und alle Therapieoptionen überprüft werden, die eine Organtransplantation überflüssig machen können. Einem Patienten die Untersuchung und Behandlung einer Schwermetallbelastung vorzuenthalten, mit dem Argument, sie sei wissenschaftlich nicht bewiesen, bedeutet unter Umständen die Gesundheit und womöglich das Leben des Patienten aufs Spiel zu setzen. Dabei ist die schädigende Wirkung von Metallen, gerade was die Leber und auch die Nieren betrifft, in jedem einigermaßen ausführlichen medizinischen Lehrbuch zu finden: Nickel, Chrom, Eisen, Kupfer u. a. können zu Leberzirrhose oder schweren Nierenschäden führen. Warum also nicht erst die chronische Metallbelastung untersuchen und behandeln, bevor man wartet bis das Organ gänzlich zerstört ist? Solange solche vernünftigen und innovativen Ansätze nicht zur Regelversorgung gehören, ist die Eigenverantwortung und Eigeninitiative der Patienten gefragt.

INTERVIEW: Leberzirrhose, primär sklerosierende Cholangitis und Autoimmunhepatitis

Andrea B., Heilpraktikerin, 48 Jahren

Frau B., seit wann haben Sie Probleme mit Ihrer Leber?

Ich habe im Oktober 2005 im Rahmen einer Routineuntersuchung meine Blutwerte prüfen lassen. Es wurden erhöhte Leberwerte festgestellt: Der Gamma-GT-Wert lag bei 600, 30 wäre normal gewesen. Ich hatte zwar schon einige Zeit lang einen Druck auf der Leber bemerkt, doch dem nicht so viel Bedeutung beigemessen. Aufgrund der stark erhöhten Leberwerte bin ich in eine schulmedizinische Mühle reingekommen. Es wurde eine Leber-Biopsie und weitere aufwändige Untersuchungen gemacht. Weihnachten 2005 bin ich mit der Diagnose Leberzirrhose konfrontiert worden.

Welche Therapie wurde Ihnen seitens der Schulmedizin empfohlen?

Zunächst gar keine. Der Arzt in der Klinik meinte lapidar: „Wir müssen jetzt einfach abwarten, bis die Leber ganz kaputt ist und dann können wir eine Lebertransplantation machen."

Wie war diese Botschaft für Sie?

Als Heilpraktikerin betrachte ich die Dinge aus einem anderen Blickwinkel. Ich konnte gar nicht damit umgehen, dass man mich auf diese Art mit der Möglichkeit einer Transplantation konfrontiert hat. Mir hat es zunächst den Boden unter den Füßen weggezogen.

Sie selbst haben als Heilpraktikerin noch nie solch einen schweren Fall behandelt?

Ich arbeite mehr im psychischen und pädagogischen Bereich, unter anderem mit Kinesiologie und da vor allem mit Kindern.

Sie haben allerdings wieder Boden unter die Füße bekommen und eine Lösung gefunden. Wie sind Sie darauf gekommen?

Ich habe mir zum einen Rat bei Kollegen geholt, zum anderen habe ich in einer meiner Fachzeitschriften von einem Würzburger Arzt gelesen und ihn gleich angerufen.

Also Sie haben gezielt nach einer ganzheitlichen Alternative gesucht?

Natürlich! Das war für mich keine Lösung, irgendwelche Immunsuppressiva zu nehmen oder auf eine Lebertransplantation zu warten.

Hat Ihr neuer Arzt sofort eine Schwermetallbelastung diagnostiziert?

Die Schwermetallbelastung war eines der ersten Dinge, die er sofort abklären wollte. Es handelt sich um eine autoimmunbedingte Erkrankung, das heißt, mein Körper bildet Antikörper gegen meine Leber. Diese Krankheit nennt man primär sklerosierende Cholangitis. Ursache von Autoimmunerkrankungen sind oft Schwermetallvergiftungen. So bekam ich eine Infusion, die die Schwermetalle in meinem Körper gebunden hat. Aufgrund des Urins, den ich zwei Stunden später abgab, konnte das Labor auswerten, wie hoch meine Schwermetallbelastung im Körper ist.

Wie war das Ergebnis des Tests?

Es fand sich eine Belastung mit Blei, Palladium, Quecksilber und Zinn.

Wann hat die Ausleitung begonnen?

Ich war seit April 2008 bis Mitte Juli 2008 nahezu wöchentlich in der Praxis, um diese Infusionen zu erhalten. Danach wurden die Abstände größer.

Wie lange waren Sie dort in Therapie?

Die letzte Schwermetallentgiftung bekam ich im März 2009. Insgesamt waren es etwas mehr als 20 Behandlungen. Außerdem habe ich die Colon-Hydro-Darmreinigung und Ozonbehandlungen erhalten.

Woran haben Sie die ersten Verbesserungen gespürt?

Ich habe gespürt, dass ich gesundheitlich stabiler wurde. Ich war nicht mehr so abgeschlagen und müde. Mein Stuhlgang war von der Farbe her wieder normal. Das Druckgefühl unter dem rechten Rippenbogen war nicht mehr da. Und die Leberwerte waren im Normbereich. Früher war es auch so, dass die Blutungszeit verlängert war, zum Beispiel wenn ich mich in den Finger geschnitten hatte. Das war zum Therapieende auch wieder normal.

Sind Sie nach wie vor in Behandlung?

Ja, wir machen eine Erhaltungstherapie, für die ich alle sechs Wochen eine Basen-Infusion bekomme und eine Colon-Hydro-Darmreinigung.

Wie hat sich Ihre Leber entwickelt?

Ich werde nach wie vor auch schulmedizinisch betreut. Bei der letzten Besprechung im Oktober 2010 in der Uniklinik sagte die Ärztin, sie müssten den Befund eigentlich noch einmal überprüfen, ob es tatsächlich noch eine Zirrhose sei.

So gut sind Ihre Leberwerte jetzt?

Richtig. Und von Immunsuppressiva wird gar nicht mehr gesprochen.

Haben sich die Schulmediziner nicht gewundert, wie es sein kann, dass die Werte sich so verbessern?

Gewundert haben die sich schon, doch sie fragen nicht nach, was ich sonst noch an Therapien mache. Sie wissen zwar, dass ich Heilpraktikerin bin, aber genaue Informationen hat bis jetzt noch niemand eingeholt.

Haben Sie außer der Therapie in Würzburg noch andere Dinge unternommen?

Ja, ich nehme ein Medikament, eine Gallensäure, die mein Körper nicht bildet.

Wer hat Ihnen das empfohlen?

Das wurde mir seitens der Schulmedizin empfohlen, weil ich chronische Gallengang-Entzündungen habe. Die haben zur Folge, dass sich das Gewebe in den Gallengängen vernarbt. Und diese Vernarbungen führen normalerweise zu einer Leberzirrhose. Soweit ich weiß, wird aufgrund dieser Entzündungen die Gallensäure nicht mehr so gut gebildet. Daher muss ich mir das von außen zuführen.

Und sonst gab es keine Maßnahmen mehr?

Doch, ich habe eine Psychotherapie in Anspruch genommen, dort alles besprochen und „Ja" gesagt zu der Aufgabe, die mir das Leben gestellt hat. Ich bin durch diese Situation auch mit meiner Endlichkeit in Berührung gekommen im Sinne von: „Ja, ich weiß, ich werde sterben. – Aber es ist egal wann." Das war für mich ein ganz tiefes, spirituelles Erlebnis. Als ich „Ja" zum Tod gesagt habe, fühlte es sich für mich an, als würde ein Tor zur Heilung aufgehen.

Warum haben Sie sich mit Ihrem Tod auseinandergesetzt? Transplantation bedeutet ja, Sie bekommen ein neues Organ.

Die Vorstellung, das Organ eines anderen Menschen in meinem Körper zu haben, mit dessen Zellen und den Informationen, die darin gespeichert sind, war mir unangenehm. Ich empfände mich als fremdbestimmt. Darüber hinaus müsste ich nach einer Transplantation bis an mein Lebensende ein Immunsuppressivum einnehmen, was die Funktion meines Immunsystems deutlich herabsetzen würde. Das war nicht mein Weg.

Sie haben in dem Fall auch keinen Organspendeausweis?

Ich hatte früher einen, doch den habe ich zurückgezogen, als Ergebnis dieser ganzen Überlegungen. Ich war auch bei der Deutschen Knochenmarkspenderdatei gelistet, doch ich habe mich da löschen lassen.

Wie war die Situation für Ihren Mann?

Es war für ihn auch eine Herausforderung, mich halten und nicht verlieren zu wollen, doch andererseits zu wissen, dass er meinen Weg mittragen muss und dass ich meinen alternativen Weg auf jeden Fall weitergehen werde. Er hat mich sehr behutsam begleitet und stand hinter meinen Entscheidungen.

Haben Sie noch irgendwelche Beschwerden?

Nein, keine. Ich bin auch voll leistungsfähig.

Was haben Freunde und Familienangehörige gesagt, da Sie nun doch keine Lebertransplantation benötigen?

Die haben gelächelt und gesagt, „Wir haben genau gewusst, dass Du das packst." Oder: „Wer, wenn nicht Du?" Das war das, was ich so gehört habe aus meinem Umfeld.

Ich bedanke mich für das Gespräch.
Eine gute Zeit weiterhin!

Die vorangegangenen Beispiele haben deutlich gemacht, welche Schäden entstehen, wenn das Immunsystem Antikörper gegen Zellbestandteile (Zellkern, DNA, Mitochondrien, Antigene in Abwehrzellen, Zellwandmerkmale) und gegen Signalempfänger im Nervensystem bildet, und wie diese Vorgänge durch chronische Metallbelastungen mit verursacht oder negativ beeinflusst werden. Neben dieser Fehlprogrammierung des Immunsystems, die zur Selbstzerstörung von Zellen und Organen führt, können potentiell toxische Metalle auch Abwehrreaktionen des Körpers auslösen. Diese äußern sich in Entzündungen und Allergien. Am bekanntesten ist wohl die Nickelallergie, von der mindestens 20 % der Bevölkerung betroffen sind. Auch gegen Gold, Quecksilber, Palladium, Chrom, Kobalt, Cadmium, Kupfer, Silber, Zinn und weitere Metalle sind Unverträglichkeiten messbar. Als körperfremde Materialien können diese Metalle und ihre Verbindungen, direkt oder indirekt, eine Reaktion des Immunsystems auslösen. Dies kann Schäden der Immunorgane Thymus, Milz, Lymphknoten und Knochenmark bewirken, die entweder nur unter dem Mikroskop sichtbar werden oder die so schwerwiegend sind, dass sie Veränderungen der Organe hervorrufen, die auch mit dem bloßen Auge sichtbar sind. Interessant sind Beobachtungen, die zeigen, dass eine gegensinnige Dosis-Wirkungsbeziehung zwischen Metallbelastung und Reaktion des Immunsystems auftreten kann. So wird bei niedrigen Metallkonzentrationen eine entzündungs- und allergieauslösende Wirkung registriert und bei höheren Konzentrationen eine immununterdrückende Wirkung. Unabhängig von möglichen Vergiftungserscheinungen können Metalle also bereits in geringer Konzentration schädlich für das Immunsystem sein. Das ist ein weiterer Hinweis dafür, dass es keine absolut unbedenklichen Grenzwerte für Schwermetalle gibt.

Metallhaltige Fremdmaterialien in der medizinischen Versorgung

Kritisch wird die Situation dann, wenn regulierende und ausgleichende Mechanismen des Körpers auf Dauer überfordert werden. Dies kann der Fall sein, wenn der Körper ständigen Kontakt mit Metallen hat, weil sie als Implantate in der Zahnheilkunde, Orthopädie oder Unfallchirurgie verwendet werden. Mehr als 300.000 Menschen erhalten jedes Jahr ein künstliches Gelenk, vorwiegend als Ersatz für eine kaputte Hüfte, aber auch zunehmend als Knieprothese. Die offiziellen Zahlen und Berechnungen gehen dabei von ca. 10 % postoperativen Komplikationen aus. Dies betrifft demnach ca. 30.000 Menschen pro Jahr. Hinter dieser Zahl stehen leichte, schwere und lebensbedrohliche Komplikationen. Wundheilungsstörungen verschiedener Intensität, Absterben von Teilen des Knochens (Nekrose), durch die Prothese verursachte Knochenbrüche und die Eiteransammlung im Gelenk sind einige davon. Protheseninfekte treten bei 2 – 3 % der Patienten mit künstlichem Gelenkersatz auf. Die Weiterbehandlung dieser 7.000 Patienten kostet durchschnittlich pro Patient 25.000 Euro. Daraus entstehen jährlich Gesamtkosten von 175 Millionen Euro allein in Deutschland für die Behandlung der Folgen von Protheseninfekten. Für den Patienten bedeutet das, je nach Schweregrad der Entzündung, dass eine Gelenkspiegelung oder offene Gelenkoperation mit Entfernung der Gelenkschleimhaut und Entfernung von entzündetem Gewebe erfolgen muss. Bei schwerer Infektion kann auch die Entfernung des kompletten entzündeten Gelenkes notwendig sein, mit anschließender wochen- bis monatelanger Bettruhe und kontinuierlicher Spülung der offenen Wundhöhle, bevor an eine erneute Operation mit Einsatz eines neuen künstlichen Gelenkes gedacht werden kann. Je komplizierter der Heilungsverlauf ist, umso größer ist das Risiko von dauerhaften Folgeschäden in Form von eingeschränkter Beweglichkeit des Gelenkes bis hin zur Gelenksversteifung. Risikofaktoren von Seiten des Patienten aus sind Abwehrschwächen aufgrund des Lebensalters oder aufgrund von Grunderkrankungen wie Diabetes mellitus oder Rheuma. Außer den akuten Infektionen von Gelenkprothesen mit den typischen Zeichen einer Entzündung können auch schleichende Infektionen mit anfänglich untypischen oder gar keinen Symptomen auftreten.

Neben den künstlichen Gelenken werden in der Orthopädie und Unfallchirurgie verschiedene Metallplatten, Nägel und Schrauben verwendet, um gebrochene Knochen zu reparieren. Hierbei ist auch die Zahl der Knochenbruchstücke von Bedeutung für die Häufigkeit von postoperativen Komplikationen. So kann die Komplikationsrate bei mehr als vier Knochenbruchstücken am Oberarmknochen bei 100 % liegen.

Bei der Implantation eines künstlichen Gelenkes oder einer Metallplatte wird für längere Zeit oder auch dauerhaft Fremdmaterial in den Körper eingebracht. Gegen einzelne Materialbestandteile oder gegen die Inhaltsstoffe des zur Verankerung der Prothese verwendeten Knochenzementes können Überempfindlichkeitsreaktionen entstehen. Hierbei handelt es sich zumeist um eine allergische Reaktion vom Spättyp (Typ IV), die zu postoperativen Komplikationen führt. Ekzeme, Wundheilungsstörungen, Schwellungen und aseptische Prothesen- bzw. Materiallockerung treten auf. Häufig verwendete Metall-Legierungen bestehen aus Kobalt, Chrom und Nickel. Gegen diese Metalle liegt in der Bevölkerung relativ oft eine Kontaktallergie vor. Ungefähr jeder fünfte Deutsche ist gegen Nickel allergisch, weitere 3 % gegen Kobalt und ca. 1 % der Bevölkerung verträgt kein Chrom. Eine Untersuchung an Patienten, die Gelenkprothesen mit Chrom,

Kobalt, Nickel, Molybdän, Vanadium oder Titan erhalten haben, zeigte, dass 38% der untersuchten Patienten eine Unverträglichkeit gegen eines oder mehrere dieser Metalle hatten. Verglichen mit den 20% Nickelallergikern in der Allgemeinbevölkerung, könnte der deutlich höhere Anteil von Metallallergikern, der bei den Patienten mit kunstlichen Gelenken beobachtet wurde, ein Hinweis dafür sein, dass die Metallunverträglichkeit bei diesen Patienten erst durch den Kontakt mit dem metallhaltigen Fremdmaterial entstanden ist. Zu diesem Schluss kommen auch die Autoren dieser Studie. Bei den Fällen von unerklärbarer Prothesenlockerung betrug der Anteil von Patienten mit Metallempfindlichkeit über 73%.[84] Wird der Körper von den allergieauslösenden Metallen entlastet, indem man die Prothese oder die Metallplatten entfernt, so kann sich das überforderte Immunsystem wieder erholen und die Beschwerden bilden sich zurück. Was ist jedoch zu tun, wenn der Körper auf fremde Metalle ablehnend reagiert, die Metalle aber nicht ohne Weiteres sofort wieder entfernt werden können? Folgendes Fallbeispiel zeigt einen neuen Weg auf, der zumindest für diesen Patienten hilfreich war.

INTERVIEW: Zahnbehandlungen und Trümmerbruch am Knie

Gerhard B., Maschinenbautechniker, 51 Jahre

Herr B., Sie waren bei einem Arzt für Naturheilverfahren, um eine Schwermetallausleitung machen zu lassen. Wie kamen Sie darauf, dass das nötig ist?

Ich hatte 20 Jahre Probleme mit meiner Gesundheit. Meine Bronchien waren nicht in Ordnung, ich hatte Verdauungsschwäche, Nahrungsmittelallergien, Laktose-Intoleranz, oft

Nasenbluten und viel zu wenig von der Pankreas-Elastase. Das ist ein Enzym, das in der Bauchspeicheldrüse gebildet wird. Deswegen habe ich die unterschiedlichsten Ärzte konsultiert, doch keiner konnte diese Symptome beheben. Ich war seit geraumer Zeit auf der Suche nach Hilfe.

Gab es einen bestimmten Anlass für diese Beschwerden?

Mein Eindruck war, dass die Probleme nach einer Zahnbehandlung begannen. Ich hatte mir vor zwanzig Jahren Amalgam-Füllungen entfernen lassen. Das wurde damals noch ohne Schutz gemacht, also ohne Kofferdamm. Das heißt, ich habe die Dämpfe eingeatmet und dadurch sehr viel giftiges Quecksilber aufgenommen. Als Ersatz für das Amalgam habe ich mir auf Empfehlung des behandelnden Zahnarztes Edelstahlkronen einsetzen lassen. Offenbar vertrug ich die nicht.

Wie kamen Sie darauf, dass Sie die Edelstahlkronen eventuell nicht vertragen?

Ich hatte wiederholt Probleme mit meinen Zähnen. Und das kam mir seltsam vor, da ich in der Kindheit immer sehr gute Zähne hatte. Irgendwann wurde ich auf eine Selbsthilfegruppe Zahnmaterialgeschädigter aufmerksam. Ich ging zu den Veranstaltungen. Bei einem dieser Anlässe erzählte mir die Leiterin von einem Arzt für Naturheilverfahren, der chronische Beschwerden oft durch gründliche Schwermetallausleitungen lindern oder heilen kann. Ich horchte gleich auf und vereinbarte dort einen Termin.

Hatten Sie eine Schwermetallbelastung?

Ja, bei verschiedenen Metallen wie Quecksilber, Blei, Titan, Barium, Nickel, Arsen, Cadmium, Palladium, Kupfer und Mangan waren die Grenzwerte zum Teil stark überschritten.

Wann waren Sie zum ersten Mal zur Schwermetallausleitung?

Im Juli 2008.

Die Schwermetallausleitungen erfolgten mittels Infusionen?

Richtig, und ich bekam pflanzliche Enzyme für meine Bauchspeicheldrüse. Zu Hause sollte ich ein Getränk, das aus Brot hergestellt wird, trinken und verschiedene Nahrungsergänzungen zu mir nehmen. Besonders wichtig waren Mineralien, Spurenelemente und einige Aminosäuren, von denen ich laut einer Testung zu wenig hatte. Ich war gerade zur 21. Infusion, als am nächsten Tag der Unfall mit dem Knie passierte.

Was ist geschehen?

Ich habe am 14. November 2008 eine Radtour gemacht. Ein Auto mit hoher Geschwindigkeit hat mich auf der Landstraße angefahren, wobei der Kotflügel des Autos auf mein linkes Knie prallte. Die Ärzte sprachen von einem Trümmerbruch und fanden die Verletzung sehr bedenklich. – Außerdem hatte ich Prellungen, Schürfwunden und das rechte Handgelenk war gebrochen.

Was waren die genauen Gründe für diese Bedenklichkeit?

Sie meinten, ich könne zukünftig die meisten Sportarten nicht mehr ausüben. Ich solle es nach der Genesung mal mit Schwimmen versuchen. – Ich hatte immer gerne Sport gemacht und das schien jetzt auf einmal vorbei zu sein.

Wie wurden Sie behandelt?

Bei der Einlieferung wurde ich notärztlich versorgt. Der Fuß wurde gerade gerichtet und das Bein eingegipst. Dann verlegte man mich auf eine Station, wo eingehendere Untersuchungen gemacht wurden, denn der Bruch war sehr kompliziert. Nach einer Woche sollte ich operiert werden.

Fand die Operation statt?

Ja, der damalige Chefarzt hat das übernommen. Es war eine schwierige Operation; der Gelenkkopf musste zusammengeschraubt werden, wie ein Puzzle. Es wurde zur Füllung der Lücken im Knochen Kunstgewebe eingebracht, in welches der Knochen einwachsen sollte. Es war nötig, Platten einzusetzen und das Knie mit Metallschrauben zu fixieren, damit das gut zusammenwachsen kann. Außerdem wurde der abgerissene Meniskus angenäht und die Bänder wurden fixiert. Vom Krankenbett aus hatte ich mit meinem Arzt telefoniert, bei dem ich einige Monate zuvor die Schwermetallausleitung begonnen hatte. Ich berichtete von dem Unfall und er hat mir pflanzlich-homöopathische Mittel zur Knochenheilung verordnet.

Kamen Sie nach der Operation direkt nach Hause?

Ja, allerdings durfte ich 14 Wochen lang nicht auftreten und das Bein nicht belasten. Ich hatte auch keine Eingipsung, weil das Gelenk täglich mittels Motorschiene bewegt werden musste, um einer Versteifung vorzubeugen.

Wie war die Zeit zu Hause?

Am Anfang ging das relativ gut. Doch dann stellten sich stärkere Schmerzen ein, das Knie schwoll nicht ab und wurde heiß. Ich bekam opiumartige Medikamente, weil ich es – besonders während der Nacht – vor Schmerzen fast nicht ausgehalten habe. Zudem hatte ich Schweißausbrüche.

Zu welchem Zeitpunkt war das?

Mittlerweile war es Januar 2009 und ich fragte mich, wie das wohl weitergeht mit meinem Knie und meiner Beweglichkeit überhaupt. Denn das waren ungeahnte Komplikationen.

Hatten Sie Krankengymnastik bekommen?

Ja, das wurde verordnet, doch durch die Entzündung im Knie konnten die das, was vorgesehen war, nicht richtig durchführen.

Was geschah dann?

Ich war verunsichert und erhielt mehrmals den Rat, andere medizinische Meinungen einzuholen. So bin ich zu einem renommierten Sportarzt gegangen. Als er das entzündete Knie sah und die Vorgeschichte gehört hatte, sagte er, ich solle erst einmal froh sein, dass der Fuß überhaupt noch dran ist. Und zweitens solle ich sofort ins Krankenhaus gehen, damit das Knie aufgemacht wird. Da wäre eine Entzündung drin. Und wenn das nicht gemacht wird, dann würde so viel Schaden am Knie entstehen, ich könnte dann noch nicht mal mehr ein künstliches Kniegelenk bekommen. Dann könne man nur noch versteifen. Er hat mir zwei Adressen von Krankenhäusern gegeben, die er für geeignet hielt.

Wann fand dieses Gespräch statt?

Am 18. Februar 2009.

Wie war diese Perspektive für Sie?

Ich war mir nicht sicher, ob das der richtige Weg ist und habe am darauffolgenden Tag meinen Schwermetall-Arzt kontaktiert. Er sagte: „Auf keinen Fall operieren! Dann kann es sein, dass sich das Knie noch mehr entzündet." Er schlug mir einen anderen Weg vor, mit Chelat-Infusionen, Mineralien und Vitaminen, Akupunktur sowie Procain-Spritzen in die Narben.

Wie war diese Empfehlung für Sie?

Mir fiel ein Stein vom Herzen, dass es noch eine andere Möglichkeit gibt, denn die nochmalige Operation – jetzt an diesem geschwollenen, entzündeten Knie – war mir nicht geheuer. Es war einfach wichtig, dass der Knochen jetzt stabil wieder zusammenwächst. So probierte ich den Weg, den mein Arzt mir vorgeschlagen hatte und der war auch sehr erfolgreich.

Wie lange hat es gedauert, bis Sie einen Effekt gespürt haben?

Nach ungefähr zwei Wochen. Das Knie war nicht mehr so heiß und die Schwellung ging zurück. Als ich am 26. Februar erneut in die Praxis kam, ging das schon ohne Begleitung. Ich hatte den Zug genommen und bin an Krücken vom Bahnhof zur Praxis gelaufen. Das ist nicht weit. Und von zu Hause bis zu unserem Bahnhof bin ich sogar mit dem Auto gefahren.

Heißt das, Sie konnten Ihr linkes Bein schon belasten?
Oder fahren Sie Automatik? ·

Ich konnte schon ein bisschen belasten, musste jedoch aufpassen, dass das nicht zu viel wurde.

Die Operation, die man Ihnen empfahl, weil das Knie so entzündet war, war also nicht nötig?

Richtig.

Könnte man sagen, wenige Wochen nachdem die Entzündung sich mit heftigsten Beschwerden gezeigt hatte, war das Gröbste überstanden?

Was die Entzündung angeht ja. Die verstärkte sich Ende Januar 2009 und Anfang März war es deutlich besser.

Es hört sich so an, als ob Sie das Knie früher belasten konnten, als die Ärzte Ihnen voraussagten?

Richtig. Anstatt das Knie im März erstmalig zu belasten, übte ich vorher schon zu Hause mit dem Heimtrainer, sodass ich im März bereits Fahrrad gefahren bin.

Sie sagten, bei der Operation hatte man Ihnen Metall ins Knie eingesetzt und mit Schrauben fixiert. Was macht das mit jemandem, der eine Schwermetallbelastung hat?

Das war für mich und meinen Arzt auch die Frage. Daher waren wir uns einig, dass das Metall so schnell wie möglich entfernt werden muss.

Könnte man sagen, dass die Schwellung an Ihrem Knie eine allergische Reaktion auf das eingesetzte Metall war?

Ich denke ja.

Welches Metall war das?

Titan.

Also ein Metall von dem Sie ohnehin schon eine zu hohe Belastung hatten?

Ja, das hatte der Schwermetallbelastungstest im Juli 2008 bereits ergeben.

Hätte man bei der Operation nicht ein anderes Metall einsetzen können?

Soweit ich weiß, war das nicht möglich.

Wann wurde das Titan entfernt?

Im August 2009. Ich habe das auf Empfehlung meines Orthopäden in einer Sportklinik machen lassen. Als er mein Röntgenbild sah, erklärte er mir, diese Operation wäre eine Nummer zu groß für die örtlichen Krankenhäuser. Darüber hinaus mussten Unebenheiten an der Gelenkfläche soweit wie möglich geglättet und die Lage der Bänder korrigiert werden.

Waren Sie auch skeptisch gegenüber der vorherigen Klinik?

Ich hatte verschiedentlich gehört, dass die Klinik wohl nicht so gut wäre. Mich hatte seinerzeit allerdings der Chefarzt operiert und er hat es sehr gut gemacht, wie man mir in der Sportklinik bestätigte. Nur als das Metall entfernt werden konnte, war der Chefarzt im Ruhestand, ich hätte mich dort einem anderen Arzt anvertrauen müssen, dessen Kompetenz ich nicht beurteilen konnte. Da ich sehr viel Gutes über die Sportklinik gehört hatte, bin ich lieber dort hingegangen.

Es war Ihnen sehr wichtig, dass Ihr Knie komplett gesundet und Sie wieder den Sport machen können, den Sie bevorzugen?

Ja, ich mache sehr gerne Sport mit meiner Familie und als Leiter einer Jungschargruppe mit Kindern. Das wollte ich mir nicht nehmen lassen.

War die Entnahme des Metalls nach neun Monaten normal oder früh, dafür dass Sie einen Trümmerbruch hatten?

Normalerweise wird frühestens nach einem Jahr das Metall entnommen, das heißt in meinem Fall war es sehr früh.

Man kann also sagen, das Knie ist besonders gut und besonders schnell verheilt?

Richtig. Ich mache heute wieder alles: Skifahren, Joggen, Mountain-Biken und Fahrradfahren. Ich steige auf Obstbäume und schneide die Äste. Sogar das Einrad-Fahren geht wieder. Ich habe keinerlei Einschränkungen. Es ist auch so, dass mein Arzt mit seiner Behandlung dafür gesorgt hat, dass der Meniskus wieder anwächst. Der war durch den Unfall abgerissen und dass er überhaupt wieder anwächst und dann so schnell, war ein Wunder. Auch die Heilung meines Handgelenkes war nicht selbstverständlich. In der Regel heilt das nur schwer, sagte mir mein Physiotherapeut.

Wie wichtig ist der Physiotherapeut bei solchen Beschwerden?

Er hat sich gezielt um die Funktionalität an meinem Fuß gekümmert. Denn wenn die Muskeln, Sehnen und Bänder das Kniegelenk nicht richtig stützen und entlasten, dann geht gar nichts mehr. So hat er die Bänder und Sehnen immer wieder gedehnt und durch eine entsprechende Drucktechnik deren

Funktion aktiviert. Darüber hinaus war er mir immer eine mentale Unterstützung. Er meinte, ich solle mal nicht alles glauben, was die Ärzte sagen. Die liegen auch manchmal daneben.

Was sagen die Ärzte und Therapeuten, bei denen Sie damals in Behandlung waren?

Ich war im April 2009 bei einem Facharzt für Orthopädie, um mich beraten zu lassen, und da bin ich schon mit dem Fahrrad hingefahren. Der war völlig erstaunt und meinte: „Das ist beeindruckend, was Sie schon mit diesem Knie machen."

Wie war diese Aussage für Sie?

Ich war ein bisschen erstaunt, weil es für mich ganz normal war, dass ich das Knie belaste und schon Fahrrad fahren kann. Doch ich habe mich natürlich gefreut. Mittlerweile habe ich auch erfahren, wie selten diese schnelle und sehr gut verlaufende Heilung ist. Ich lernte zum Beispiel eine Patientin kennen, die einen ähnlichen Unfall hatte, wie ich. Sie kann bis heute nicht Fahrrad fahren und ihren Fuß nicht durchdrücken. Irgendwann ist es natürlich zu spät. Wenn das Gelenk erst einmal falsch zusammengewachsen ist, lässt sich das höchstens mit einer Operation wieder korrigieren.

Wie ging es nach der Metallentfernung mit der Therapie weiter?

Wir haben mit den Infusionen weitergemacht und es verbesserte sich alles recht schnell. Ich bin zwei Wochen nach der zweiten Operation wieder Rad gefahren, wir haben auch an kleinen Rennen teilgenommen. Und im Frühjahr 2010 habe ich mit Joggen angefangen und mich an Stadtläufen beteiligt. Um mich darauf vorzubereiten, hatte ich Monate vorher mit Nordic Walking begonnen.

Sind Sie beschwerdefrei?

Im Grunde ja. Ich habe nur Beschwerden, wenn ich zu wenig Sport mache! Zum Beispiel wenn ich beruflich nur sitze und zu wenig laufe, dann muss ich die Bänder dehnen. Es waren durch den Unfall natürlich auch Bänder beschädigt. Doch wenn ich die trainiere, fühle ich mich einwandfrei. Es ist alles viel besser geworden, als es die Ärzte vermutet hätten. Darüber bin ich selbst natürlich am meisten froh, weil mich die negativen Aussichten damals schon sehr heruntergezogen hatten.

Wir hatten eingangs von gesundheitlichen Problemen gesprochen, die Sie schon vor dem Unfall zu einer Schwermetallausleitung veranlasst haben. Haben Sie diese Symptome immer noch?

Das ist auch deutlich besser geworden. Ich habe keine Probleme mehr mit den Bronchien. Und meine inneren Organe funktionieren zusehends besser.

Wir haben jetzt Februar 2011. Gehen Sie immer noch zur Ausleitung?

Ungefähr alle drei Monate. Einfach auch prophylaktisch, weil die Chelat-Infusionen die Durchblutung verbessern.

Die Schwermetallausleitung war bereits vor dem Unfall sehr umfangreich. Waren Ihre Werte so hoch?

Ja, wir haben vor dem Unfall sogar einen zweiten Belastungstest gemacht und der ergab, dass manche Werte zwar besser waren, doch andere höher. Das heißt beim ersten Test waren nicht alle Schwermetalldepots gleich gut zugänglich. Beim zweiten Test konnten dann weitere Depots nachgewiesen werden. Das ist eine mögliche Erklärung für die unterschiedlich hohen Werte bei den zwei verschiedenen Tests.

Sie sagten eingangs, auch Ihre Bleiwerte waren sehr hoch. Haben Sie eine Erklärung dafür?

Ich nehme an, das liegt daran, dass meine Geschwister und ich in einem Gasthaus aufgewachsen sind. Dort wurde viel geraucht und der Rauch stieg auch nach oben in die Privaträume. Außerdem war es in der Gaststube immer warm im Winter, so haben wir dort unsere Hausaufgaben gemacht. Meine Geschwister haben ebenfalls einige Probleme mit der Gesundheit bekommen, mit den Bronchien, mit der Verdauung und vor allem mit den Zahnen.

Sie sprachen darüber hinaus von Edelstahlkronen, die Sie sich vor 20 Jahren haben einsetzen lassen. Haben Sie die immer noch?

Nur ein paar sind noch vorhanden. Die meisten habe ich Mitte 2008 und im Herbst 2010 durch Keramik ersetzen lassen.

Was sagen Ihre Freunde und Bekannten zu diesem gesamten Behandlungserfolg?

Die sind schon sehr erstaunt, dass das Kniegelenk wieder völlig in Ordnung ist und alle anderen Beschwerden auch. Die können sich nicht vorstellen, dass so etwas möglich ist.

Herzlichen Dank für das Gespräch und alles Gute weiterhin!

In obigem Beispiel wurde auf mögliche Fehler bei der Amalgam-Sanierung hingewiesen. Bei einem einfachen Ausbohren der Füllungen wird mit hoher Wahrscheinlichkeit erneut Quecksilber frei in Form von Dämpfen (Erhitzen durch Bohren) oder kleinen Splittern, die sich ins Zahnfleisch oder die Mundschleimhaut setzen können. Von großer Bedeutung ist deswegen ein sachkundiges Vorgehen des Zahnarztes. Dazu gehören spezielle Sicherheitsvorkehrungen, die Zahnfleisch und Schleimhaut beim Ausbohren schützen, eine Absaugvorrichtung, die das ausgebohrte

Material direkt am Bohrort entfernt, und das Bohren mit niedriger Drehzahl. Manche Zahnärzte bieten eine zusätzliche Sauerstoffversorgung an, um die Quecksilberbelastung der Einatemluft zu minimieren.

Metalle, die zu gesundheitlichen Problemen führen, können also sowohl durch die Umwelt als auch durch medizinische Eingriffe in den Körper gelangen. Aufgrund der Hintergrundbelastung mit Schwermetallen, muss man davon ausgehen, dass ein Patient, der aus medizinischen Gründen eine Metallversorgung erhält, bereits eine Grundbelastung mit potentiell giftigen Metallen in sich trägt. Da diese Belastung von Mensch zu Mensch unterschiedlich ist, ist auch die Kompensationsfähigkeit für zusätzliche Metalle sehr unterschiedlich. Dies erklärt zum Teil auch, warum ein Patient die Gelenkprothese oder die Metallplatte am Knochen gut verträgt, der andere jedoch damit erhebliche Probleme bekommt. Sicher kann man nicht alle Metalle aus der Medizin entfernen. Dazu sind Metalle für die ganze Unfallchirurgie und Orthopädie viel zu nützlich. Obiges Beispiel zeigt jedoch, wie Komplikationen, die in Zusammenhang mit metallischem Fremdmaterial auftreten, patientenfreundlich gehandhabt werden können: durch die Entgiftung schädlicher Metalle und eine unterstützende Begleittherapie.

Elektrosensibilität

Die Elektrosensibilität ist ein zivilisationsbedingtes Beschwerdebild, das sich in einer Vielzahl von Beschwerden äußern kann. Sie ist gekennzeichnet durch die Auswirkung von Frequenzen aus technisch erzeugten elektromagnetischen Feldern, die auf den menschlichen Organismus einwirken. Einige der betroffenen Menschen leiden unter der bewussten Wahrnehmung dieser Frequenzen, für die der Mensch normalerweise kein Wahrnehmungsorgan hat. Andere leiden unter den Folgen ohne selbst einen direkten Bezug zu einer Elektrosmogbelastung herzustellen. Zu den häufigsten durch elektromagnetische Felder ausgelöste Beschwerden zählen Schlafstörungen, Erschöpfung, Kopfschmerzen, Allergien, chronische Müdigkeit, Schmerzen, Depressionen, Tinnitus (dauerhaftes Geräusch im Ohr) und Herzrhythmusstörungen. Im Allgemeinen wird das körperliche Missempfinden durch eine Umgebung ausgelöst, in der sich elektrische Geräte befinden. Dies sind Geschäfte und Supermärkte, Banken, Ämter, Bahnfahrten im ICE, Wohnungsgegenstände wie Computer, schnurlose Telefone und sonstige Gegenstände der Unterhaltungsindustrie. Besonders beeinträchtigend können sich die elektrischen Geräte im Haushalt auswirken. Von der Heizdecke über den Mikrowellenherd, beheizbare Wasserbetten, elektrisch verstellbare Betten, Fernbedienungen, Steckdosen und Nachttischlampen in Bettnähe bis hin zum Radiowecker. Obwohl die Betroffenen zum Teil erheblich darunter leiden und sich schwertun, ein normales Leben zu führen, werden sie von Außenstehenden – auch von Ärzten – oft nicht ernst genommen, da nicht-elektrosensible Menschen die Beschwerden meist nicht nachvollziehen können. Eine Möglichkeit der Hilfe besteht darin, den Kontakt mit elektromagnetischen Feldern möglichst zu vermeiden, damit keine Beschwerden ausgelöst werden können. Will man dies in dem eigenen Haus umsetzen, bedarf es fachmännischer Beratung. Außerhalb der eigenen vier Wände wird es jedoch fast unmöglich, den Elektrosmog gänzlich zu vermeiden. Da nicht alle Menschen gleich auf die äußeren Einflüsse reagieren, muss es individuelle Risikofaktoren geben, die für die Beschwerden mit verantwortlich sind. Es gibt seriöse Hinweise darauf, dass Schwermetallbelastungen eine Grundlage für die Elektrosensibilität sind. In seinem Ratgeber ,Gifte im Alltag' schreibt Dr. Daunderer, dass Metalleinlagerungen als Dipol wirken und zu Elektrosensibilität führen können. Ich erkläre diesen Zusammenhang den Patienten oft mit einem vereinfachten bildhaften Beispiel: Halten Sie einen Magneten an einen Teller mit Wasser, so wird sich nichts tun, da Wasser nicht von einem Magneten angezogen wird. Halten Sie ihn jedoch an einen Teller mit Wasser, in dem sich feine Eisenspäne befinden, so werden diese vom magnetischen Feld angezogen und richten sich entsprechend der Magnetfeldlinien aus. Ähnlich mag es beim Menschen sein, der ja zu großen Teilen aus Wasser besteht, wenn er Schwermetalle im Gewebe gespeichert hat. Dieser Vergleich mag zwar ,hinken', aber als Arbeitshypothese ist er ganz brauchbar. Meine eigenen Beobachtungen weisen darauf hin, dass die verstärkende Wirkung von Schwermetallen durch eine Übersäuerung des Körpergewebes weiter verschlechtert wird.

Wenn man weiter über die Sache nachdenkt, so wirken Metalleinlagerungen als Dipol sicherlich nicht nur dann, wenn sie zu einer spürbaren Elektrosensibilität führen, sondern in jedem Organismus. Dies ist in meinen Augen ein weiterer wichtiger Aspekt, der die negativen Auswirkungen von Schwermetalleinlagerungen im Körper verstärken kann. Da offensichtlich ein Zusammenhang zwischen einer Schwermetallbelastung und der Elektrosensibilität besteht, so liegt doch eigentlich nichts näher, als die betroffenen Patienten auf ihre Schwermetallbelastung hin mit geeigneten Labortests zu untersuchen und entsprechend ihrer Belastung zu entgiften.

Erkrankungen des Nervensystems

Metalle zählen zu den ältesten Nervengiften, die von Menschen produziert wurden. Das Wissen darum reicht bis ins Altertum zurück. Von dem griechischen Arzt Nikandros ist aus dem 2. Jahrhundert vor Christus die Beschreibung einer Bleivergiftung überliefert. Sie findet sich in der Alexipharmaka, einer Sammlung medizinischer Schriften jener Zeit, und schildert die verschiedenen Stadien der Vergiftung folgendermaßen[85]:

„Das schädliche Cerussa (Plumbum carbonicum), dieses sehr giftige Ding, (..) zieht die Flüssigkeiten zusammen und verursacht schwere Krankheiten. Es entzündet den Mund und macht kalt von innen her, das Zahnfleisch wird trocken und runzlig und ist verdörrt wie die Haut. (..) Er kann bald nicht mehr schlucken, Schaum rinnt über seine Lippen. Ein schwacher Husten versucht vergeblich ihn wegzutreiben. Er stößt laut auf und sein Bauch schwillt an. Seine trägen Augen bewegen sich hin und her. (..) Während tief aus seiner Brust bald traurige Schreie ertönen. (..) Seine schwachen Glieder ermatten und alle Bewegung steht still."

Bei dem hier für die Vergiftung ursächlichen Plumbum carbonicum handelt es sich um basisches Bleicarbonat, das als Malerfarbe und in der Medizin als Desinfektionsmittel in Form von Pudern, Salben und Pflastern verwendet wurde. Über 1.500 Jahre später, im Jahre 1473, schrieb Ulrich Ellenbog eine Abhandlung über die Giftwirkung der Metalle. Er beschrieb damals, dass Quecksilber, Silber und Blei „... Arme und Beine belasten und sie oftmals lähmen." Aus dem Jahr 1713 stammt ein Werk des Wissenschaftlers Ramazzini, der auch als ‚Vater' der modernen Arbeitsmedizin bezeichnet wird. Er geht ausführlich auf die Belastung der Töpfer durch bleihaltige Glasuren ein. Lesen wir was er damals beobachtet hat[86]:

„In allen Städten gibt es Arbeiter, die gewöhnlich schwere Krankheiten erleiden durch die tödlichen Metalldämpfe. Dazu zählen die Töpfer. (...) Als Erstes werden ihre Hände gelähmt, dann treten Lähmungen am ganzen Körper auf, sie werden ärgerlich, lethargisch und zahnlos."

Erst über 150 Jahre später, im Jahr 1899, gelang es Sir Thomas Legge, der zum ersten Medizinischen Inspektor für Fabriken in Großbritannien ernannt wurde, dass die Bleivergiftung eine meldefähige Krankheit wurde.

Inzwischen weiß man, dass die Aufnahme nahezu jeden Metalls zu Störungen des zentralen Nervensystems (ZNS) führen kann, auch Metalle, die wir als Spurenelemente benötigen, gehören dazu, wenn sie in zu großen Mengen aufgenommen werden. Die Metalle stören die Kommunikation der Nervenzellen untereinander, schädigen deren Energieproduktion und können so zum Funktionsverlust von peripheren Nerven und ganzer Hirnareale führen. Da Schwermetalle die Blutgefäße schädigen, machen sie auch vor der Blut-Hirn-Schranke nicht Halt. Je nach betroffener Hirnregion kommt es zu ganz unterschiedlichen Ausfällen: Störungen des Bewegungsablaufes, Merk- und Konzentrationsstörungen, Seh- oder Sprachstörungen – um nur einige zu nennen. Experten sehen in Schwermetallen auch eine der Grundlagen für Aufmerksamkeitsstörungen und Depressionen.

Das Ausmaß des Schadens, den Metalle im Nervensystem anrichten können, ist abhängig von einer Vielzahl von Faktoren. So ist das Alter, in dem ein Mensch einem Metall ausgesetzt ist, von entscheidender Bedeutung. Am empfindlichsten ist das Nervensystem des Ungeborenen im Mutterleib. Während der Gehirnentwicklung können schon geringste Mengen eines Metalls bereits großen Schaden anrichten. Es ist möglich, dass die gleiche

Der Aufbau des Nervensystems

zentrales Nervensystem (ZNS): Gehirn

Hirnstamm

Rückenmark

peripheres Nervensystem (PNS): Hirnnerven, die vom Gehirn in den Körper führen; Rückenmarksnerven, die aus dem Rückenmark herausführen; gesamtes sonstiges Nervensystem im Körper

Blut-Hirn-Schranke: Teilweise durchlässige Barriere zwischen dem Blut und der Hirnsubstanz, durch die der Austausch von Nährstoffen und Sauerstoff mit dem zentralen Nervensystem einer aktiven Kontrolle unterliegt. Sie besteht aus der Innenschicht der Blutgefäße (Kapillarendothel) und einer spezialisierten Schicht aus Gehirngewebe, welches die Gefäße wie ein Mantel umgibt. Die Blut-Hirn-Schranke dient als Schutzeinrichtung, die schädliche Stoffe vom Nervensystem weitestmöglich abhalten soll. Tritt Fieber auf, sondern Bakterien Gifte ab oder besteht ein Sauerstoffmangel im Blut, so kann die Blut-Hirn-Schranke eine erhöhte Durchlässigkeit aufweisen. Dies gilt auch im Bereich mancher Hirntumoren. Man kann davon ausgehen, dass Schwermetalle durch die Bildung freier Radikale und die daraus folgende Gefäßschädigung die Blut-Hirn-Schranke durchlässiger machen.

Blut-Liquor-Schranke: Als Liquor bezeichnet man die Gehirn-Rückenmark-Flüssigkeit, die das Gehirn und Rückenmark wie ein Flüssigkeitskissen umgibt und das Nervensystem gegen Stoß und Druck von außen schützt. Der Liquor wird ständig erneuert und resorbiert. Die Blut-Liquor-Schranke bewirkt, dass nicht alles, was sich in der Blutbahn befindet, auch in den Liquor gelangt und ist für die Liquor-Zusammensetzung mitbestimmend. Dadurch besteht zunächst ein gewisser Schutz des Nervensystems, z.B. gegenüber Umweltgiften. Durch Entzündungsvorgänge, Durchblutungsstörungen, Hirninfarkte und Tumoren kann es jedoch auch hier zu einer erhöhten Durchlässigkeit von den Blutgefäßen in Richtung Liquor kommen, man kann diese Wirkung auch von Schwermetallen erwarten.

Menge eines Metalls, das bei einem Embryo zu schweren neurologischen Schäden führt, von einem erwachsenen Menschen mit funktionierender Blut-Hirn-Schranke ohne Probleme vertragen wird. So kam es beispielsweise während der Massenvergiftung mit Quecksilber in der Bucht der japanischen Stadt Minamata wiederholt dazu, dass Mütter, die keinerlei Vergiftungssymptome aufwiesen, Kinder mit schweren Hirnschäden zur Welt brachten. Darüber hinaus gab es viele Totgeburten und Erbschäden bei Neugeborenen. Doch auch Erwachsene erkrankten. Die ‚Minamata- oder Holzpuppenkrankheit' ging mit Seh-, Sprach-, Hör- und Bewegungsstörungen vor allem an Armen und Beinen einher. Viele Menschen starben. Bis heute kann die Anzahl der Opfer nicht beziffert werden, da viele Betroffene ihre Erkrankung verheimlichten. Von einer in der Region Minamata ansässigen Firma wurden zwischen 1953 und 1966 ungefiltert Abwässer mit organischen Quecksilberverbindungen in die Hafenbecken und später auch in einen nahegelegenen Fluss geleitet. Das Schwermetall reicherte sich in Fischen an, die eine wesentliche Nahrungsgrundlage der Bevölkerung waren, und gelangte auch ins Trinkwasser. Schätzungen der dortigen Universität Kumamoto zufolge sollen 10.000 Einwohner der Region Minamata von Symptomen einer Quecksilbervergiftung betroffen sein. 1982 zeigte eine Untersuchung der Bevölkerung, dass die Quecksilberbelastung nach wie vor sehr hoch war[87].

Wer glaubt, das Risiko, ein neurologisch geschädigtes Kind aufgrund einer Schwermetallbelastung zur Welt zu bringen, sei Vergangenheit oder auf so krasse Umweltsünden beschränkt, wie sie in der Minamata-Bucht begangen wurden, der irrt sich. Das amerikanische ‚Center for Disease Control (CDC)' berichtete im Jahr 2001, dass für jede zehnte Frau im gebärfähigen Alter das Risiko besteht, ein neurologisch geschädigtes Kind zur Welt zu bringen. Das betrifft in den USA rund 375.000 Kinder pro Jahr. Als Ursache wird die weitverbreitete, ‚normale' Umweltbelastung mit Quecksilber genannt, der das Kind im Mutterleib ausgesetzt ist.

Durch Metalle ausgelöste neurologische und psychiatrische Beschwerden:

Aluminium Demenz, Parkinsonismus, Enzephalopathie (z. B. Gedächtnis-, Konzentrations- und Bewegungsstörungen)

Arsen periphere Nervenschädigung, Parästhesien (Kribbeln, Ameisenlaufen o. Ä. Empfindungen ohne erkennbare Ursache), organische Psychosen, Schizophrenie

Blei Depression, Suizid, Teilleistungsschwächen (Aufmerksamkeitsstörungen, Beeinträchtigung der visuellen Intelligenz und visumotorischer Funktionen, Gedächtnisstörungen, vor allem die Schwierigkeit Neues zu lernen), Erschöpfungszustände, Verwirrtheit, Unruhe, Aggressionen, Psychosen, Halluzinationen, Taubheit an Händen und Füßen

Kupfer Bewegungsstörungen, Intelligenzverlust bis zur Demenz

Mangan Koordinationsstörungen, Gangunsicherheit, Sprachstörungen, Anorexie, Erregungszustände, Aggressionen, Schlafstörungen, Parkinsonismus

Nickel Kopfschmerzen, Schwindel, Schlaflosigkeit

Quecksilber Intelligenzminderung, Sprachstörungen, Unruhe, Aggressionen, Seh- und Hörstörungen mit Gesichtsfeldeinschränkung und partieller Taubheit, Polyneuropathien (Empfindungsstörungen bis hin zu Lähmungen), Myasthenia gravis, Multiple Sklerose

Zinn (organisch) Hirnödem, Übelkeit, Erbrechen, Schwindel, Sehstörungen, Krämpfe, Vergesslichkeit, Müdigkeit, Desinteresse, Kopfschmerzen, Schlafstörungen

Morbus Alzheimer

Der Morbus Alzheimer ist eine Krankheit mit bislang unbekannter Ursache. Sie tritt bei Frauen häufiger auf als bei Männern und ist im Anfangsstadium durch Gedächtnisstörungen gekennzeichnet. Im weiteren Krankheitsverlauf können Symptome wie Orientierungsstörungen, Reizbarkeit und Unruhe hinzukommen. Die Betroffenen erkennen ihre Umgebung, Verwandte und Bekannte nicht mehr und können sich sprachlich nicht mehr verständlich mitteilen. Letztendlich sind die Patienten hilflos und ständig auf Hilfe angewiesen. Organisch kommt es dabei zu einem Abbau von Gehirnsubstanz. Obwohl die Ursachen hierfür noch nicht geklärt sind, gilt es jedoch bereits als sicher, dass die Hauptursache nicht vererbt wird. Deswegen kommt äußeren Einflussfaktoren wieder eine besondere Bedeutung zu. Dies sind in erster Linie Infektionen mit Beteiligung des Nervensystems, Umweltgifte und darin besonders die Schwermetalle. Lange Zeit hielt man Aluminium, das im Gehirn von Alzheimer-Patienten gefunden wurde, für den Hauptauslöser. Doch inzwischen gibt es neue Erkenntnisse, die auch anderen Metallen eine ursächliche Bedeutung beimessen. So geht Professor Haley von der Universität Kentucky/USA in einer Arbeit, die von der amerikanischen Food and Drug Administration (FDA) im September 2002 veröffentlicht wurde, davon aus, dass Quecksilber, das aus der Umwelt, aus Amalgam-Füllungen und durch Impfungen in den Körper gelangt, gemeinsam mit Blei, Cadmium und weiteren neurotoxischen Schadstoffen die Ursache für die Alzheimer-Erkrankung ist. Die Hauptrolle kommt dabei dem Quecksilber zu, das in seiner gehirnschädigenden Wirkung durch Blei und Cadmium verstärkt wird. In diesem Zusammenhang sollte erwähnt werden, dass bereits Dr. med. habil. Max Daunderer 1995 darauf aufmerksam gemacht hat, dass quecksilberhaltiges Zahnamalgam die Aluminiumentgiftung blockiert

und dass es ohne Amalgam kein Aluminium im Gewebe gibt.
Hier schließt sich also sozusagen der Kreis zwischen den früheren Erkenntnissen, dass Aluminium im Gehirn von Alzheimer-Patienten vermehrt ist und den neuen Erkenntnissen, die dem Quecksilber eine Hauptrolle zuschreiben. Prof. Haley zeigte auf, dass Quecksilber zahlreiche biochemische Vorgänge auslösen kann, die als charakteristisch für die Alzheimer-Erkrankung angesehen werden. Dazu zählen die Bildung von Eiweißablagerungen (Amyloidplaques), die Bildung von charakteristischen faserartigen Strukturen in den Hirnzellen (Neurofilamente) und eine gesteigerte Veränderung eines bestimmten Proteins (Lipoprotein Tau). Selbst bei den bislang bekannten vererbten Cofaktoren der Alzheimer-Erkrankung gibt es enge Verbindungen zur Quecksilberbelastung: Das sogenannte Apolipoprotein E (APO-E) kommt gehäuft in der Gehirn- und Rückenmarksflüssigkeit vor und enthält die Aminosäure Cystein, die bei der Bindung und Entgiftung von Schwermetallen eine wichtige Rolle spielt und so das zentrale Nervensystem schützt. Das APO-E4 ist eine genetische Variante dieses APO-E und ein anerkannter genetischer Risikofaktor für den frühzeitigen Beginn einer Alzheimer-Erkrankung[88]. Die genetische Variante APO-E4 enthält jedoch kein Cystein. Deshalb besitzen Menschen, die das APO-E4 geerbt haben, wahrscheinlich eine geringere Fähigkeit, das Gehirn und Rückenmark vor Quecksilber zu schützen. Dadurch haben die betroffenen Menschen eine höhere Anfälligkeit des zentralen Nervensystems gegenüber Schwermetallen. Das Gen für das APO-E4 kann zwar nicht geändert werden, aber die Quecksilber-, Blei-, Cadmium- und Aluminiumbelastung kann durch Reduzierung der Metallaufnahme und durch Entgiftungsmaßnahmen niedrig gehalten werden, um so dem Entstehen dieser bislang kaum zu behandelnden Krankheit einen sinnvollen Therapieansatz entgegenzu-

setzen. Doch nicht nur auf den ersten Blick als gefährlich eingestufte Metalle wie Quecksilber, Blei, Cadmium und Aluminium
können an der Entstehung der Alzheimer-Erkrankung beteiligt
sein, sondern auch dem Eisen, als eigentlich lebensnotwendigem
Metall, kommt eine ähnliche Bedeutung zu. Durch Störungen im
Eisenstoffwechsel und durch Ablagerung von Eisen im Gehirn
kann es durch die Bildung von freien Radikalen zur Gehirnschä-
digung und Eiweißeinlagerung kommen, woraus die Entstehung
und das Fortschreiten der Alzheimer-Erkrankung folgen können.
Darauf weisen Pathologen der ‚Case Western Reserve University"
in Cleveland hin. Sie kommen zu dem Schluss, dass die Reduzierung der Eisenbelastung, die Zufuhr von Antioxidantien und
anderen Radikalfängern ein Ansatzpunkt für die Bekämpfung des
Morbus Alzheimer sein können[89].

Morbus Parkinson

Als Morbus Parkinson bezeichnet man eine Erkrankung, bei der
bestimmte Zellen einer Gehirnregion zugrunde gehen, die für
den normalen Bewegungsablauf nötig sind. Betroffen ist die sogenannte Substantia nigra, eine kleine Region im Hirnstamm. Die
Veränderung bewirkt einen Mangel an Dopamin, einem Botenstoff, der für die koordinierte Bewegung von Armen und Beinen wichtig ist. Parkinson ist eine der häufigsten neurologischen
Erkrankungen des fortgeschrittenen Lebensalters. Die Krankheit
äußert sich in einer leisen und monotonen Sprache, in einer Ver-
langsamung und Hemmung der Bewegungsabläufe mit einer nicht
beeinflussbaren Fallneigung und darüber hinaus tritt ein feines
Zittern der Hände auf, das meist einseitig beginnt und sich im
Verlauf der Erkrankung auf den Körper ausbreitet, bei Aufregung
und Anspannung verstärkt sich das Zittern. Der Gesichtsausdruck
ist oft arm an Mimik, die Stimmung gedämpft. Diese Beschwerden

spiegeln das Vollbild der Erkrankung wieder und treten erst auf, wenn mehr als 60% der Nervenzellen erkrankt sind. Jahre bis Jahrzehnte vorher, wenn bereits die ersten Nervenschädigungen auftreten, können bereits verschiedene Frühsymptome beobachtet werden. Frühzeitig kommt es zur Störung des Geruchsinns, zu depressiven Verstimmungen und zu Schlafstörungen. Da es im Schlaf zu einer unzureichenden Entspannung der Muskulatur kommt, treten in der Traumphase spontane Arm- und Bein bewegungen auf, die häufig vom Partner bemerkt werden. Auch Beschwerden an inneren Organen, die durch die Beeinträchtigung vegetativer Nerven ausgelöst werden, führen zu frühzeitigen Symptomen. Am häufigsten ist das Verdauungssystem betroffen mit Unwohlsein, Übelkeit und chronischer Stuhlverstopfung, unter der 80% der Patienten leiden. Wenn man bedenkt, dass diese Beschwerden viele Jahre vor dem Vollbild der Erkrankung auftreten, so ist unter dem Aspekt der frühzeitigen Therapie und Vorbeugung vor einem weiteren Absterben von Nervenzellen, eine möglichst frühe und ursächliche Therapie wünschenswert.

Der Neurologe E.B. Montgomery weist darauf hin, dass Schwermetalle, die sich durch eine erhöhte Umweltbelastung oder durch eine mangelhafte Entgiftung im Körper anreichern, eine wichtige Rolle bei der Entstehung neurologischer Krankheiten spielen. Er gibt zu bedenken, dass Schwermetalle durch die Bildung freier Radikale, die Substantia nigra im Hirnstamm schädigen und so zur Entstehung der Parkinson-Erkrankung führen können[90]. Durch Eisen und andere Metalle kann zusätzlich das noch vorhandene Dopamin zerstört werden, was als weiterer Faktor die Symptome von Parkinsonpatienten verschlechtert.

Wie viele Belastungen eine Nervenzelle tolerieren kann, wie viele Schäden im Nervensystem durch die Selbstheilungskräfte repariert und wie viele Umweltgifte vom Körper wieder entgiftet werden können, hängt von vielen Faktoren ab. Grob vereinfacht und allein auf die körperliche Ebene reduziert, kann man die Ursachen in drei große Bereiche einteilen:

1. die individuellen genetischen Voraussetzungen
2. das Lebensalter,
3. die Umwelteinflüsse.

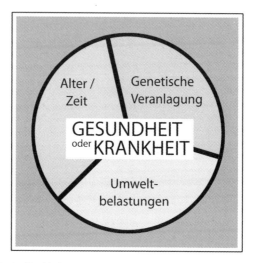

Gesundheit oder Krankheit

Je älter also ein Mensch mit durchschnittlichen genetischen Voraussetzungen wird, desto größer ist sein Risiko, aufgrund von Schwermetallbelastungen und anderen Umwelteinflüssen krank zu werden. Bei genetisch bedingten Entgiftungsschwächen hingegen ist die Wahrscheinlichkeit durch Schadstoffe zu erkranken bereits in jüngeren Jahren erhöht. Das Spektrum der dadurch bedingten Beschwerden und Krankheiten umfasst, allein auf neurologischem Gebiet, kurzfristige Befindlichkeitsstörungen, Frühsymptome von nachfolgenden Systemerkrankungen sowie schwerwiegende Nervenkrankheiten.

Hirntumore

Eine statistische Erhebung in brasilianischen Industriegebieten von 1980 bis 1993 ergab ein zunehmendes Auftreten von Tumoren des zentralen Nervensystems in allen Altersgruppen[91]. Verantwortlich dafür soll eine Belastung dieser Menschen mit verschiedenen Umweltgiften – einschließlich Schwermetallen – sein. Diese Erkenntnisse aus Brasilien, die aus einer 13 Jahre andauernden Beobachtungszeit stammen, werden durch die Ergebnisse arabischer Forscher unterstützt. Diese veröffentlichten im Jahr 2001 Forschungsergebnisse von 21 gut- und 23 bösartigen Hirntumoren. Dabei fanden sich bei der Untersuchung der Tumoren deutlich erhöhte Konzentrationen von Blei, Cadmium und Quecksilber im Tumorgewebe im Vergleich zum gesunden Gehirngewebe[92].

Pflegenotstand in naher Zukunft? – Die Vorbeugung fängt jetzt an!

Wenn man über den Tellerrand der Symptombehandlung hinausblickt und an so etwas wie Vorbeugung und Prävention denkt, ergeben sich durch eine gezielte Schwermetalldiagnostik und -entgiftung sinnvolle Möglichkeiten schwerwiegenden neurologischen Krankheitsbildern bereits im Vorfeld entgegenzutreten. Dies ist auch vor dem Hintergrund des demografischen Wandels von besonderer Bedeutung. Überall ist zu lesen und zu hören, dass die Menschen in Deutschland immer älter werden und verhältnismäßig zu wenige Kinder geboren werden. Während heute auf 100 Personen im erwerbsfähigen Alter knapp 34 Menschen im Rentenalter kommen, werden es in neun Jahren schon fast 40 und in 20 Jahren 53 sein. In 30 Jahren werden dann den Hochrechnungen zufolge doppelt so viele Rentner pro 100 Erwerbsfähige bei uns leben als heute. Einige der Verantwortlichen machen sich durchaus Gedanken darüber, wie die Pflege von hilfsbedürftigen Menschen in naher Zukunft sichergestellt werden kann. Von Pflegenotstand und Kostenexplosion ist dabei die Rede. Man macht sich schon jetzt Gedanken darüber, wer in naher Zukunft die Pflege und Betreuung von alten und hilfsbedürftigen Menschen übernehmen kann. So wichtig diese vorausblickende Planung auch sein mag, wird dabei der Aspekt der Vorbeugung noch viel zu wenig ernsthaft berücksichtigt. Wer die Pflegebedürftigkeit in 10, 20 und 30 Jahren verhindern oder abmildern will, der sollte sich jetzt schon darüber Gedanken machen, welche Risikofaktoren über Jahrzehnte hinweg im menschlichen Körper Schaden anrichten und wie man diesem Risiko verantwortungsvoll entgegentreten kann. Die Hilfsbedürftigkeit im Alter entsteht oft durch neurologische Krankheiten wie Demenz, Schlaganfall oder Hirnblutung, die wiederum oftmals Folge von hohem Blutdruck, Gefäßverkalkung, Übergewicht und Diabetes sind. Aufgrund ihrer vielfachen negativen Auswirkungen im menschlichen Körper gehören aber auch die Schwermetalle zu den Faktoren, die direkt oder indirekt zu Pflegebedürftigkeit und Demenz führen. Im Gegensatz zu Bluthochdruck und Diabetes gibt es für chronische Schwermetallbelastungen bislang keine Strategie, wie man ihr wirkungsvoll und nachhaltig entgegentreten kann. Somit können Blei, Quecksilber, Cadmium und weitere Speichergifte nahezu unbeachtet und unbemerkt weiter täglich in den Körper gelangen, dort über viele Jahre verweilen und Herz, Blutgefäße und Nervensystem schädigen, bis schließlich eine schwere Krankheit dadurch ausgelöst oder verstärkt wird, die zur Pflegebedürftigkeit führen kann.

Multiple Sklerose

Eine Krankheit, die auch bei jungen Menschen bereits zur Pflegebedürftigkeit führen kann, ist die Multiple Sklerose (MS, s. S. 137f). Der Krankheitsverlauf verläuft meist in Schüben oder schreitet chronisch voran. Zwar gibt es auch symptomarme und eher als gutartig zu bezeichnende Krankheitsverläufe, aber leider auch solche, die innerhalb von fünf Jahren zu einer deutlichen Behinderung führen.

Wörtlich übersetzt bedeutet Multiple Sklerose so viel wie ‚viele Vernarbungen'. Anstelle des funktionsfähigen Nervengewebes treten derbe Gewebsveränderungen auf, in denen sich zunächst sehr viele Abwehrzellen finden, die sich später zu Narben umbilden. Sie befinden sich an vielen Stellen des zentralen Nervensystems, meist in der unmittelbaren Umgebung kleiner Blutgefäße. Sie können auch die Schutzschicht großer Nerven zerstören. Dies führt häufig zu Sehnerv-Entzündungen und entsprechenden Beschwerden, Missempfindungen, Gehstörungen, Sprach- und Schluckstörungen sowie im fortgeschrittenen Stadium zur Querschnittslähmung und zur völligen Pflegebedürftigkeit. Obwohl in die Pharmakotherapie sehr viel Geld investiert wurde und sich die Therapiemöglichkeiten nach Aussagen von Spezialisten in den letzten Jahren deutlich verbessert haben sollen, gilt die MS bis heute als nicht heilbar. Trotz intensiver Forschung weiß man auch heute – 140 Jahre nach der Entdeckung der Krankheit – noch nicht, was der Auslöser für die Entzündungen ist. Man geht davon aus, dass es sich wahrscheinlich um eine nicht durch Krankheitserreger ausgelöste entzündliche Autoimmunerkrankung handelt. Dafür macht man mehrere Faktoren verantwortlich: Zu einer genetisch bedingten Krankheitsbereitschaft kommen im Laufe des Lebens Umwelteinflüsse hinzu, die die

Krankheit auslösen. Die schädlichen Umweltfaktoren führen zu einer unnormalen Antwort des Immunsystems, wodurch sich Entzündungszellen im Nervensystem ansammeln, die die Schutzhülle der Nerven und schließlich auch die Nerven selbst zerstören. In der Folge entstehen dort Narben. Die körperlichen Symptome sind davon abhängig, welche Region im Gehirn und Rückenmark geschädigt wird. Man weiß bislang nicht, welcher Umwelteinfluss zur Fehlreaktion des Immunsystems und der Nervenschädigung führt. Ebenso unklar ist, ob nur ein Faktor oder mehrere verantwortlich sind. Als Auslöser kommen nicht nur bakterielle oder virale Superantigene infrage, die das Immunsystem ganz besonders stark aktivieren, sondern auch eine ganze Reihe von potentiell toxischen Metallen. Inzwischen hält man es für möglich, dass Impfzusatzstoffe wie das quecksilberhaltige Thiomersal oder Aluminiumhydroxid Autoimmunreaktionen mit auslösen können[93,94]. Bekannt ist ferner, dass auch Gold, Silber und Quecksilber pathologische Immunantworten und Autoimmunreaktionen auslösen können[95]. In verschiedenen langjährigen, statistischen Untersuchungen konnte eine Verbindung zwischen einer zunehmenden Schwermetallbelastung von Abwässern und Flüssen und dem Auftreten von MS aufgedeckt werden[96]. Auch eine Belastung des Bodens mit Blei, Nickel und Zink sowie ein geringer Selengehalt im Trinkwasser kann eine Grundlage für MS sein. Ferner konnte nachgewiesen werden, dass Patienten mit metallhaltigen Zahnfüllungen innerhalb von zwölf Monaten Beobachtungszeit 33,7 % mehr Schübe bzw. Verschlechterungen ihrer Krankheit erlitten haben, als Patienten ohne Zahnmetalle[97]. Diese Beobachtungen werden durch die Ergebnisse von tschechischen und schwedischen Forschern unterstützt, die bei MS-Patienten eine subjektive und objektive Verbesserung ihrer Beschwerden feststellen konnten, nachdem ihre Amalgam-Füllungen entfernt wurden[98].

Wichtig für das Verständnis der Krankheitsentstehung bei MS ist die Tatsache, dass bestimmte Abwehrzellen, nachdem sie durch einen Umwelteinfluss stimuliert wurden, die Fähigkeit besitzen, die Blut-Hirnschranke zu überwinden, um dann in Gehirn und Rückenmark eine Kettenreaktion auszulösen, die letztlich zur Nervenzerstörung und Vernarbung führen. So ist es möglich, dass Metalle und weitere Umwelteinflüsse, die über unterschiedliche Wege in den Körper – aber nicht in das Nervensystem – gelangen, sozusagen von außen zu den entzündlichen und selbstzerstörerischen Reaktionen im Gehirn und Rückenmark führen, die letztlich die MS-typischen Gewebeschäden und Beschwerden verursachen. Wie bereits erwähnt, kommen giftige Metalle im täglichen Leben in unterschiedlicher Konzentration sehr häufig vor und zählen deswegen auch zu den schädlichsten Substanzen weltweit. Auch wenn ihre Rolle bei der Entstehung der Multiplen Sklerose nicht eindeutig bewiesen sein mag, so wird doch an den folgenden zwei Patientenbeispielen deutlich, was erreicht werden kann, wenn man eine gründliche Schwermetalldiagnostik und falls nötig eine intensive Schwermetallausleitung durchführt.

INTERVIEW: Multiple Sklerose I

Marita D.(Frankreich), Lehrerin, 51 Jahre

Frau D., seit wann haben Sie Multiple Sklerose?

Die Diagnose ist 2003 gestellt worden. Danach hatte ich noch eine ganze Zeit lang starke Schübe. Es geht aber jetzt immer mehr zurück durch die Schwermetallausleitung.

Was waren die ersten Symptome der Multiplen Sklerose?

Das war auch 2003. Ich konnte in meiner Hand, im Arm, in der Schulter, in meinen Beinen, Füßen und schließlich im ganzen Körper nichts mehr fühlen. Am Anfang dachten die Ärzte, es handelt sich um eine Arthrose und dass der Nerv eingeklemmt wäre. Als es immer schlimmer wurde, haben sie mich ins Krankenhaus geschickt. Dort hat man recht schnell die Magnetresonanztomografie gemacht und die Läsionen (Anm.: Schäden) im Gehirn und Rückenmark gefunden.

Wie wurde Ihre Krankheit behandelt?

Man verordnete mir Cortison, 1 g pro Tag über fünf Tage. Dann konnte ich nach Hause gehen. Solch ein Krankenhausaufenthalt ist mir dann noch drei Mal passiert innerhalb von zwei Jahren.

Sie haben alle sechs Monate einen derart starken Schub bekommen, dass Sie ins Krankenhaus mussten?

Ja, drei Mal waren es diese Gefühlsverluste in den Händen, Armen und Füßen. Und ein viertes Mal war ich auf einem Ohr taub. Da habe ich von einem Tag auf den anderen nichts mehr gehört. Diese Beschwerden musste ich ja mal wieder loswerden und die einzige Möglichkeit schien das Cortison zu sein.

Die Behandlung erfolgte schulmedizinisch?

Zunächst ja, doch ich hatte Glück. Zum einen, weil ich Deutsche bin: Mein Bruder lebt in Deutschland und als er hörte, dass ich Multiple Sklerose habe, hat er sofort im Internet nachgeforscht, was es da noch für Möglichkeiten gibt. Denn in Frankreich bedeutet MS immer, dass man Interferon nehmen muss. Mein zweites Glück war, dass ich im Krankenhaus unter anderem von einer sehr verständnisvollen Neurologin behandelt worden bin.

Warum war das ein Glück?

Es waren drei Neurologen, die mich betreut haben. Die beiden anderen wollten unbedingt, dass ich Interferon nehme.

Da ich aber bereits in einer depressiven Phase war und man vom Interferon weiß, dass es eine depressive Wirkung haben kann, lehnte ich das ab. Ich hatte zwei Kinder und wollte für die ansprechbar sein. So wandte ich mich an die dritte Neurologin, erzählte ihr meine Bedenken und dann meinte sie: „Wenn Sie Interferon nicht nehmen möchten, werde ich Ihnen das auch nicht verschreiben. Ich glaube, Sie können sich noch etwas Zeit lassen und versuchen, etwas anderes zu finden, das Ihnen hilft."

Was haben Sie daraufhin gemacht?

Ich bin erst einmal zu meiner Hausärztin zurückgegangen, die auch Homöopathin ist, und habe ihr alles erzählt, was sich im Krankenhaus ergeben und was mein Bruder für mich herausgefunden hat. Sie hat mich zu einer Neurologin in Grenoble überwiesen, mit der ich ebenfalls alle Möglichkeiten besprochen habe: Zum Beispiel die Ernährung nach der Kousmine-Methode. Sie sagte: „Diese Methode ist zwar nicht schulmedizinisch anerkannt, doch Sie können es versuchen."

Sie haben die Diät gemacht, anstatt Interferon zu nehmen?

Genau. Ich habe das fünf Jahre lang radikal durchgehalten. Doch ich habe noch mehr gemacht, auch Psychotherapie und ich ließ mir spezielle Spritzen geben.

Was waren das für Spritzen?

Mir war nicht klar, warum ich überhaupt MS hatte. Die einen sagen, es kommt durch das Verdauungssystem, weil der Darm zu durchlässig ist. Die anderen sagen, dass es eine Überreaktion der Antikörper gegen Windpocken, Gürtelrose und Herpes ist. Denn diese Überreaktion ist bei sehr vielen MS-Patienten gefunden worden. Ich war bei einem speziellen Arzt, der dieser Überzeugung war und der ein Produkt hergestellt hat, das diese Antikörper von den Nervenbahnen wegzieht.

Und dieses Mittel habe ich mir jede Woche selbst gespritzt. Dieses Mittel war in Frankreich eigentlich verboten, Mediziner durften das nicht spritzen, daher musste ich das selbst machen.

Welche Wirkung hatten diese Maßnahmen?

Eine recht gute. Ich hatte nur noch hin und wieder leichte Schübe, oder dass ich mal kein Gefühl im Knie hatte. Und eines ist mir geblieben, ein ganz typisches Symptom: Wenn ich den Kopf neige, bekomme ich so etwas wie ‚elektrische Stöße‘, so möchte ich das mal formulieren. Oder wenn ich viel zu Fuß gegangen bin, hatte ich dieses extreme Kribbeln in den Beinen.

Sie mussten aufgrund Ihrer Maßnahmen auch nicht mehr ins Krankenhaus?

Nein.

Haben Sie in der Zeit, als Sie diese drei Maßnahmen praktiziert haben, Cortison genommen?

Nur wenn ich diese leichten Schübe bekam, dann habe ich es selbst oral eingenommen.

Also notfallmäßig?

Genau.

Es ging Ihnen deutlich besser, warum haben Sie weiterhin nach einer Lösung gesucht?

Aus verschiedenen Gründen: Zum einen waren die Schübe und Symptome ja nicht ganz weg, ich wollte aber, dass das weggeht. Zum anderen habe ich noch recht starke Gedächtnisstörungen in dem Sinne, dass ich mir Namen und bestimmte Begriffe nicht merken kann. Meine Mutter und meine Oma mütterlicherseits haben Alzheimer bzw. senile Demenz, und ich habe keine Lust, das auch zu bekommen.

Wie sind Sie darauf gekommen, dass Ihre Beschwerden auch mit einer Schwermetallbelastung zusammenhängen könnten?

Durch ein französisches Buch von dem mir eine Freundin, die auch sehr krank ist, erzählt hat. Es heißt ‚Vérités sur les maladies émérgentes‘, zu Deutsch: ‚Wahrheiten über Zivilisationskrankheiten‘ und ist von Francoise Cambayrac. Ich habe mich daher an einen Arzt in Paris gewandt. Er hat bei mir einen Test zur Überprüfung einer möglichen Schwermetallbelastung durchgeführt, ließ mir allerdings mitteilen, dass die Werte zu gering wären, um etwas ausleiten zu müssen. Weil ich ihn selbst nie ans Telefon bekam, rief ich beim Labor an, das den Test erstellt hat. Und die sagten mir, dass da durchaus eine Ausleitung angezeigt wäre, weil zum Beispiel meine Quecksilber- und Bleiwerte sehr hoch wären. Und so habe ich im Herbst 2009 einen Arzt in Deutschland konsultiert.

Wie sind Sie auf diese Praxis aufmerksam geworden?

Ich hatte Kontakt mit der Autorin Francoise Cambayrac aufgenommen. Sie hatte mir die Adresse von einem Arzt in Freiburg gegeben. Und der hat mir von dem Buch ‚Schwermetalle – Ursache von Zivilisationskrankheiten‘ erzählt. Daraufhin habe ich das Buch gelesen, direkten Kontakt zum Autor aufgenommen und mich da sehr verstanden gefühlt. So bin ich schließlich auch zu ihm in die Behandlung gegangen.

Welche Schwermetallbelastung wurde bei Ihnen festgestellt?

Die Bleiwerte waren vierfach höher als der Referenzwert, der Quecksilberwert sogar elffach höher. Zusätzlich waren die Arsen- und Cadmiumwerte erhöht.

Sie kommen 1.000 Kilometer von Frankreich nach Deutschland zur Behandlung. Wie oft können Sie das machen?

Mein Bruder wohnt in der Nähe von Würzburg. Ich übernachte immer eine Woche bei ihm und der Arzt organisiert es so, dass ich in dieser Woche zwei Ausleitungen bekomme. Das Gute ist, dass er auch telefonisch erreichbar ist, wenn man Fragen hat.

Wie viele Ausleitungen haben Sie bis jetzt gehabt?

Ich glaube, es waren bislang acht Ausleitungen. Nach der zehnten machen wir noch einmal einen Test, um zu sehen, inwieweit die Schwermetallbelastung zurückgegangen ist.

Welches Resultat hatte die Entgiftung? Welche Symptome haben Sie noch?

Seitdem ich die Ausleitungen begonnen habe, habe ich keinen Schub mehr gehabt und keine ‚elektrischen Stöße‘, wenn ich den Kopf neige. Auch die Taubheitsgefühle nach langen Spaziergängen sind nicht mehr aufgetreten.

Wissen Sie noch, seit welcher Ausleitung Sie diese Beschwerden nicht mehr haben?

Ich würde sagen, seit der siebten Ausleitung.

Das ist also eine deutliche Verbesserung. Machen Sie Ihre anderen drei Maßnahmen noch?

Die Psychotherapie mache ich noch. Diese Spritzen lasse ich mir nicht mehr geben. Bezüglich meiner Ernährung mache ich es in Absprache mit dem deutschen Arzt so, dass ich wieder ein paar Kuhmilchprodukte zu mir nehme. Und das funktioniert, ohne dass sich meine Beschwerden verschlimmern.

Verfolgen Sie diese Diät ansonsten immer noch so streng weiter?

Nein. Das einzige, was ich mir daraus bewahrt habe, ist die Creme nach Frau Budwig. Sie besteht aus Quark, in die man etwas Leinöl und Nachtkerzenöl gibt, eine zerdrückte Banane, etwas Orangensaft, gemahlenen Hafer- und Leinsamen. Das tut meinem Verdauungsapparat einfach gut. Ich esse das jeden Morgen.

Wie geht es Ihnen jetzt vom Allgemeinzustand her? Merken Sie auch einen Unterschied in Bezug auf Ihre Psyche?

Dazu muss ich sagen, dass ich wirklich das Gefühl habe, als hätte ich jahrelang eine Depression gehabt. Ich lebe jetzt seit 30 Jahren in Frankreich, ich hatte sehr viel Amalgam. 12 Füllungen ließ ich mir 1997 rausnehmen, allerdings ohne den bei Zahnsanierungen üblichen Schutz durch den Kofferdamm. Das heißt, ich habe die Dämpfe direkt eingeatmet. Einen Monat später hatte ich Probleme mit der Hirnanhangsdrüse und der Schilddrüse. Seinerzeit hatten mich die Ärzte als depressiv eingestuft, ich musste aufhören zu arbeiten. Ich war damals Lehrerin an einer Waldorfschule in der Schweiz.

Hat man Ihnen angeboten, die Schilddrüse zu entfernen?

Ja, es war aber nicht nötig, weil meine Heilpraktikerin meine Beschwerden über Akupunktur und Homöopathie wieder in den Griff bekommen hat. Nur die depressiven Stimmungen sind geblieben, dann ist die Multiple Sklerose hinzugekommen. Und ich habe jetzt das Gefühl, als ob sich auch die Depressionen langsam, aber sicher auflösen. Mein Eindruck ist, in dem Maße, wie die Schwermetalle aus den Zellen kommen, werden auch psychische Prozesse in Gang gesetzt. Jedenfalls kommen wir jetzt in der Psychotherapie auf einmal an ganz alte, verschüttete Themen heran, was vorher gar nicht möglich war. Das macht mich allmählich viel freier.

Und das mit 51 Jahren. Wie finden Sie das?

Super.

Ist es nicht so, dass man sich denkt: „Warum erst jetzt? Warum nicht früher?"

Das sowieso. Ich habe in den letzten Monaten oft gedacht: „Mein Gott, 35 Jahre schleppst Du Dich jetzt mit diesem ganzen Mist herum. Was sollte das?" Darum war es mir wichtig, meine Kinder, die jetzt Anfang 20 sind, auf eine Schwermetallbelastung hin überprüfen zu lassen bzw. ihnen das nahezulegen. Und sie haben fast so hohe Werte wie ich!

Das sind Behandlungen, die Sie selbst bezahlen müssen?

Ja, diese Therapien sind in Frankreich nicht anerkannt. Es ist sehr schwer für Betroffene wie mich, wenn man den schulmedizinischen Weg nicht gehen will. Man muss alles selbst bezahlen.

Ich bedanke mich ganz herzlich für dieses offene Gespräch und wünsche Ihnen weiterhin alles Gute!

Die Patientin weist daraufhin, dass ihre Amalgam-Füllungen ohne jeglichen Schutz entfernt wurden. Dies kann nach Einschätzung von sachkundigen Zahnärzten und Umweltmedizinern zu einer deutlichen Mehrbelastung des Körpers durch Quecksilber führen (s. S. 167 f). Die beim Bohren entstehenden Dämpfe können durch die Nase eingeatmet werden und so ins Gehirn gelangen. Im September 1989 erschien dazu in der deutschsprachigen Ausgabe der renommierten medizinischen Fachzeitschrift ‚LANCET' ein Artikel mit dem Titel ‚Zahnamalgam-bedingte Quecksilbervergiftung durch direkten Nase-Hirn-Transport'. Die Wissenschaftler wiesen daraufhin, dass der direkte Weg von der Nase ins Gehirn neben Metallen wie Aluminium, Cadmium und Quecksilber auch anderen Toxinen offensteht. Erleichtert wird die Aufnahme von Quecksilberdämpfen und Toxinen ins Gehirn durch den Umstand, dass in bestimmten Gebieten des Gehirns von Geburt an keine Blut-Hirn-Schranke existiert. Dies trifft für die Zirbeldrüse (Epiphyse) und einen Teil der Hirnanhangdrüse

(Neurohypophyse) zu. Erstere ist für das vegetative Nervensystem und den Tag-Nacht-Rhythmus von großer Bedeutung. Sie produziert das Hormon Melatonin, das für die Regulation des Immunsystems und die Steuerung des Blutdrucks und der Körpertemperatur verantwortlich ist. Die Neurohypophyse hingegen ist ein Speicher für Hormone, die den Wasserhaushalt des Körpers, die Kontraktionen der Gebärmutter und die Milchproduktion der Brustdrüsen regeln. Man kann sich leicht vorstellen, welche Fehlregulationen ausgelöst werden können, wenn diese Hirnregionen durch Quecksilberdämpfe und andere Giftstoffe geschädigt werden. Depressionen, von denen auch die französische Patientin berichtet hat, treten bei ca. 5 % der MS-Patienten im Frühstadium und bei 60 % im Spätstadium der Erkrankung auf.

INTERVIEW: Multiple Sklerose II

Hans S., leitender Verwaltungsangestellter, 29 Jahre

Herr S., wann wurde bei Ihnen die Diagnose Multiple Sklerose gestellt?

Das war in der Uniklinik. Ich hatte in zwei aufeinander folgenden Jahren – 2005 und 2006 – zwei Schübe. Allerdings wurde die Diagnose Multiple Sklerose durch andere Ärzte und einen Heilpraktiker, die ich konsultierte, nicht eindeutig bestätigt. Und ich habe nach meinem Verständnis auch nicht die typische Verlaufsform der Multiplen Sklerose. Wenn man mich jetzt beobachtet, erscheint es unlogisch, dass ich so etwas gehabt haben soll: Ich bin beruflich sehr engagiert, treibe Sport und habe keinerlei Beeinträchtigungen.

Wie kam man darauf, dass Sie Multiple Sklerose haben könnten?

Meine Krankengeschichte begann mit einem Autounfall. Und zwar ist ein anderer Fahrer mit 120 km/h ungebremst auf mein Auto aufgefahren. Ich war danach über Nacht im Krankenhaus, habe mich jedoch auf eigene Verantwortung entlassen lassen, weil ich eine wichtige Arbeit zu erledigen hatte. Nach circa drei Wochen bekam ich – wohl infolge des Unfalls – Zahnschmerzen, die sich massiv steigerten. Ich war daraufhin fast täglich für vier bis fünf Stunden bei einem Zahnarzt in Behandlung. Dort wurden mir Zähne aufgebohrt, mir wurden Zahnnerven gezogen. Es war eine aufwändige Prozedur, die sich über neun Monate erstreckte. Mir wurde auch ein Zahn gezogen. Aufgrund der Schmerzen und dieses Behandlungsmarathons hatte ich Appetitlosigkeit und deutlich an Gewicht verloren.

Wie sind Sie mental mit der Situation klargekommen?

Ich bin nach wie vor zur Arbeit gegangen und war der Ansicht, ich schaffe das schon. Irgendwann merkte ich jedoch, wie sehr ich abgenommen hatte und dass ich die Schmerzen allmählich nicht mehr aushielt. Außerdem hatte ich dieses Kribbeln im rechten Fuß, nachdem ich etwas hochgehoben hatte. Das ging nicht mehr weg, was mich sehr beunruhigte, und mich veranlasste, mir bei verschiedenen Adressen ärztlichen Rat einzuholen.

Wie muss man sich Ihre damaligen Schmerzen vorstellen?

Ich habe immer viel Sport gemacht, tue das auch heute wieder. Doch zu der Zeit konnte ich nicht mal mehr 100 Meter mit dem Fahrrad fahren, ich hatte einfach keine Kraft mehr.

Sie konsultierten viele Ärzte. Konnte man Ihnen helfen?

Sie hatten keine Lösung für meine Beschwerden. Ich ließ mich auch von einem Spezialisten für Multiple Sklerose untersuchen und dieser war tatsächlich der Ansicht, dass ich diese

Krankheit, also MS, hätte. Später wurde ich bei einem Arzt für Naturheilverfahren und einem Heilpraktiker vorstellig und wollte auch deren Meinung hören. Der Arzt sagte, ich solle mich gedanklich nicht auf die Diagnose fixieren. Es sei erst mal sinnvoll, die Faktoren zu finden, die die Beschwerden auslösen könnten und diese dann zu behandeln. Der Heilpraktiker, bei dem ich etwas später war, meinte ich hätte keine Symptome, die eindeutig auf eine Multiple Sklerose hindeuten.

Wurden Sie bezüglich Multiple Sklerose behandelt?

Ich war in einer Klinik, die speziell Multiple-Sklerose-Patienten behandelt. Dort erhielt ich eine Hochdosis-Cortison-Therapie. Nachdem diese nicht erfolgreich war, sollte mit einer Interferon-Behandlung begonnen werden. Allerdings kam es nicht soweit, weil ich vorher die Klinik verlassen habe und zu dem Arzt für Naturheilkunde in Behandlung ging. Im Übrigen fiel bei der körperlichen Untersuchung in der Klinik auf, dass meine Bewegungsfähigkeit noch gut erhalten war, viel besser als bei fortgeschrittenen Erkrankten.

Man hat bei Ihnen also die Diagnose MS gestellt, doch Ihre Bewegungsfähigkeit war noch nicht eingeschränkt?

Richtig. Wenn Sie mich heute sehen, würden Sie nicht glauben, dass ich mal die Diagnose MS erhielt: Ich bin Sportler, ich laufe Marathons, ich fahre Mountain-Bike, Rennrad, ich jogge. Überdies habe ich einen sehr aktiven beruflichen Alltag. Allerdings trinke und rauche ich auch nicht, und ich ernähre mich gesund. Ich beschäftige mich allerdings auch nicht mit der Krankheit. Ich konzentriere mich auf das, was ich beruflich noch erreichen möchte. Ich bin ein positiver Mensch und schaue immer nach vorne.

Was hat seinerzeit Ihr Hausarzt zu der MS-Diagnose gesagt?

Der hat das auch nicht verstanden. Es hat eigentlich keiner verstanden, dass ich so etwas haben sollte.

Wie kamen Sie darauf, dass Sie eine Schwermetallbelastung haben könnten?

Mein Vater suchte im Internet nach anderen Behandlungsmöglichkeiten und stieß auf die Chelattherapie. Er rief dann bei einer Kontaktadresse an. Dort wurde ihm empfohlen sich an den Arzt für Naturheilkunde in Würzburg zu wenden, weil der besonders viel Erfahrung habe.

Wann wurde der Schwermetallbelastungstest gemacht und wie war das Ergebnis?

Der erste Test erfolgte im Juli 2006. Die Bleiwerte waren neunfach erhöht. Auch Quecksilber, Zinn und Mangan waren sehr hoch. Der Arzt erklärte mir, dass diese Metalle das Nervensystem schädigen und an meinen Beschwerden mitschuldig sein können.

Wie umfangreich war die Ausleitung?

Nach dem Test mussten wir erst zwei Wochen warten, bis das Ergebnis da war. In dieser Zeit erhielt ich mehrere Aufbauinfusionen mit Mineralien und Vitaminen. Danach erhielt ich dreimal pro Woche die dreistündige EDTA-Chelat-Infusion zur Bleientgiftung und zwischendurch DMPS zur Quecksilberentgiftung. Unterstützt wurde die Ausleitung durch Eigenblutbehandlungen, Nervenaufbaustoffe und Mineralien.

Wann haben Sie zum ersten Mal eine Besserung Ihrer Beschwerden gespürt?

Nach vier bis sechs Wochen ging es mir etwas besser. Das Kribbeln wurde weniger. Stundenweise hatte ich keine Beschwerden mehr, doch dann kamen sie wieder. Ich habe dann auch wieder langsam begonnen Fahrrad zu fahren und mich jeden Tag etwas gesteigert. Drei Wochen später konnte ich wieder fünf Kilometer mit dem Fahrrad fahren. Ich hatte ein Ziel vor Augen: Ich wollte wieder fit werden.

Seit wann spüren Sie das Kribbeln in den Füßen überhaupt nicht mehr?

Das muss so Anfang 2007 sein. Da begann ich bereits auch wieder zweimal pro Woche nachmittags etwas zu arbeiten.

Waren Sie in dieser Zeit nur bei dem Arzt in Würzburg in Behandlung?

Nein, ich war parallel dazu auch bei dem Heilpraktiker in Behandlung.

Was war das für eine Therapie?

Das nennt sich ‚Energetische Terminalpunkt Diagnose‘, abgekürzt ETD. Vereinfacht ausgedrückt hat er ein weiterentwickeltes Verfahren der Kirlianfotografie durchgeführt und kann durch das Fotografieren der Hände und Füße krankhafte Prozesse feststellen. Er meinte, dass ich von meinen Beeinträchtigungen her keine Multiple Sklerose hätte. Dazu müsste ich viel mehr betroffen sein.

Wie umfangreich war die Schwermetallausleitung?

Teilweise war ich zwei- bis dreimal pro Woche dort zur Ausleitung. Das Ganze erstreckte sich über einen Zeitraum von ca. fünf Monaten. Immer nach 10 bis 12 Entgiftungen wurde ein neuer Schwermetalltest gemacht. Zunächst waren die Werte noch sehr hoch. Nach dem dritten Test begannen die Werte dann zu sinken. Von Juli bis Dezember 2006 wurden insgesamt 45 Infusionen zur Schwermetallentgiftung gemacht. Allerdings wurden die Werte zwischendurch ja immer wieder kontrolliert.

Auch die Blutwerte wurden ständig gemessen. Besonderen Wert legte der Arzt auch auf die ausreichende Zufuhr von Mineralien und Spurenelementen, die bei der Entgiftung mit ausgeschieden werden.

Haben Sie in dieser Zeit auch gearbeitet?

Nein, das war mir nicht mehr möglich. Ich hatte einfach keine Kraft mehr und habe mich ein halbes Jahr lang nur auf die Genesung konzentriert. Aus gleichem Grund habe ich auch 1¼ Jahre komplett vegan gelebt, also überhaupt keine tierischen Produkte mehr zu mir genommen. Ich hatte in der Zeit der Ausleitung auch keinen Tropfen Alkohol zu mir genommen, obwohl ich sonst auch selten etwas trinke, doch ich wollte mich nur darauf konzentrieren, dass ich wieder richtig fit werde.

Sie sind also seit 2007 beschwerdefrei. Gehen Sie noch zur Nachsorge?

Ja, seit 2007 bin ich wieder arbeitsfähig und sportlich sehr aktiv. Neben meiner Arbeit habe ich auch ein Studium begonnen, das bald abgeschlossen sein wird. Zur Nachsorge gehe ich eigentlich nicht mehr, weil es mir gut geht und ich sehr wenig Zeit habe. Ab und zu, wenn ich einen Infekt habe, lasse ich mir eine Aufbau-Infusion geben. Aber das kommt selten vor.

**Vielen Dank für Ihre Zeit und
Ihre beeindruckenden Erfahrungen!**

Ein wichtiges Zielorgan von Quecksilber ist das zentrale Nervensystem. Vor allem elementares Quecksilber und organische Quecksilberverbindungen passieren aufgrund ihrer Fettlöslichkeit leicht die Blut-Hirn- und die Blut-Liquor-Schranke und gelten deswegen als besonders neurotoxisch. Allgemein bekannt ist in Fachkreisen, dass die giftigen organischen Quecksilberverbindungen vorwiegend durch das Essen von Fischen aufgenommen werden. Weniger beachtet werden dagegen Studien, die nachweisen, dass Darmbakterien, Hefepilze (Candida albicans) und Bakterien der Mundflora die Fähigkeit besitzen, Quecksilber, das aus Amalgam-Füllungen freigesetzt wird, ebenfalls zu organischen toxischen Verbindungen zu verstoffwechseln. Dies erhöht die potentielle Toxizität von Amalgam-Füllungen deutlich. Da diese Quecksilberverbindungen das Gehirn schädigen, sind häufig berichtete Symptome von betroffenen Patienten Merkfähigkeits- und Konzentrationsstörungen. Zunächst machen sich die Beschwerden nur unter besonderen Umständen bemerkbar und werden deswegen auf die Arbeitsbelastung geschoben. Man sucht Argumente, um die Beschwerden zu erklären: „Kein Wunder, dass ich mich nach so einem anstrengendem Tag nicht mehr konzentrieren kann." „Früher ist mir das alles viel leichter gefallen, aber man wird ja auch älter und die Belastungen werden mehr." Mit der Zeit fällt einem aber auch die Konzentration auf die normale Arbeit immer schwerer, Pausen und Urlaub bringen nicht mehr die gewünschte Erholung. Man fühlt sich wie benebelt. Wird die Ursache nicht erkannt und behoben, weiten sich die Symptome aus. Schließlich häufen sich die Fehler und selbst ein normales Arbeitspensum wird nicht mehr oder nur unter größten Mühen bewältigt. Dies führt zu Arbeitsausfällen, gehäuften Arztbesuchen und verschiedenen Therapieversuchen. Die Idee, dass Zahnmaterialien, die teilweise schon seit Jahrzehnten im Körper sind, die Beschwerden verursacht haben könnten, wird in der Regel ohne jedwede Untersuchung als „Quatsch", „Blödsinn" oder „Spinnerei" abgetan. Wer sich etwas gewählter ausdrückt, benutzt das Totschlag-Argument „wissenschaftlich nicht bewiesen" – ohne jedoch auch nur annähernd eine Ahnung davon zu haben, wie viele wissenschaftliche Untersuchungen die nervenschädigende

Wirkung von Quecksilber belegen. Auch Eisen, Kupfer, Blei, Cadmium, Zinn und Aluminium gelten als neurotoxisch und verstärken die Wirkung von Quecksilber, wenn sie gleichzeitig vorhanden sind, was leider keine Seltenheit ist. Es wurde bereits darauf hingewiesen, dass beim Vorliegen von Mehrfachbelastungen mit toxischen Metallen die negativen Auswirkungen sich verstärken können. Das besagt, dass eine geringere Menge Quecksilber nötig ist, um die Merkfähigkeit zu stören, wenn gleichzeitig eines oder mehrere der anderen Metalle im Gehirn vorliegen. Doch nicht nur neurotoxische Metalle sondern auch Infektionen können das Nervensystem schädigen. Ich denke dabei an die Neuroborreliose, die sehr häufig zu einer Störung des Kurzzeitgedächtnisses und der Merkfähigkeit führt. Die Fähigkeit Neues oder gerade Gelesenes zu begreifen und zu verarbeiten geht dabei allmählich verloren. Auch eine lähmende Denkhemmung, Wortfindungsstörungen und eine Beeinträchtigung des Namensgedächtnisses treten häufig auf. Doch diese Symptome können nicht nur durch eine Neuroborreliose bedingt sein, sondern auch Zeichen einer Schwermetallbelastung sein. Im Volksmund gibt es sinngemäß das Sprichwort ‚Man kann Läuse und Flöhe haben'. So ist es leider nichts Ungewöhnliches, wenn ein Borreliose-Patient zugleich unter einer Amalgam- oder Bleibelastung leidet. Deswegen sollte man auch nicht den Fehler machen, immer nur nach einer Ursache zu suchen, und Cofaktoren unberücksichtigt und damit auch unbehandelt zu lassen.

INTERVIEW: Konzentrationsstörungen und Borreliose

Beate G., Rechtsanwältin, 48 Jahre

Frau G., seit wann haben Sie diese schweren Gedächtnisstörungen?

Ich denke, das habe ich schon als Kind gehabt. Lernen und auch das Gelernte zu behalten, fielen mir schwer.

Sie sind trotzdem Rechtsanwältin geworden?

Ich konnte dies mit viel Fleiß erreichen. Sie können einen schweren Beruf auch dadurch erlernen, dass Sie ausgesprochen fleißig sind.

Wie kamen Sie nach diesen vielen Jahren darauf, sich deswegen an einen Arzt zu wenden?

Es ging mir nicht gut. Ich fühlte mich ständig erschöpft, hatte laufend Rückenschmerzen und starke Gedächtnisprobleme. So suchte ich immer mal wieder Haus- und Fachärzte auf, um mich zu erkundigen, was man da tun könne. Doch ich erhielt oft nur die Antwort, ich solle mal Urlaub machen und ausspannen. Oder: Das wäre alles psychisch, da könne man nichts machen. Viele probierten auch alles Erdenkliche an Therapien aus, ohne Erfolg. Oft fragte ich nach, ob es sein kann, dass ich Borreliose hätte. Das lehnten alle Hausärzte kategorisch ab. Sie meinten, das wäre Unsinn, ich würde mir das einbilden. Oder sie sagten, es gäbe die Krankheit Borreliose nicht, das sei eine Modeerscheinung. Als ich mich eines Tages bei einem alternativen Therapeuten wegen der Erschöpfung in Behandlung begab, teilte er mir nach der Untersuchung mittels alternativen Methoden mit, dass ich Borreliose hätte. Daraufhin bin ich 2007 wieder zu meinem Hausarzt und habe darauf bestanden, dass das jetzt untersucht wird. Das Ergebnis war positiv: Eine alte, retardierende Lyme-Borreliose.

Was meinen Sie, seit wann besteht die Borreliose?

Ich nehme an, die habe ich seit meinen Kindertagen.

Was geschah nach der Diagnose?

Mein Hausarzt hat das ganz klassisch behandelt. Zunächst habe ich sechs Wochen Antibiotika-Tabletten eingenommen. Als nach zwei Monaten die Symptome wieder auftraten, habe ich drei Wochen lang jeden Tag Antibiotika-Infusionen erhalten. Als diese drei Wochen zu Ende gingen, spürte ich, dass ich jetzt damit aufhören muss, weil ich nun wirklich körperlich am Ende war.

Wie hat sich das genau geäußert?

Ich fühlte mich immer kraftloser, hatte Herzrhythmusstörungen, bin immer wieder tagsüber bei der Arbeit eingeschlafen. Ich konnte mich nicht mehr konzentrieren, zitterte am ganzen Körper. Und ich hatte so starke Rückenschmerzen, dass ich nachts oft nicht schlafen konnte. In der klassischen Medizin wird dieser Zustand mit dem Unwort ‚Erschöpfungssyndrom' oder dem englischen Begriff ‚Burn-out' bezeichnet. Wobei das auch nur Beschreibungen für Symptome sind, die sich die klassische Medizin nicht erklären kann und somit nur symptomatisch behandelt.

Daher haben Sie sich auf die Suche nach Alternativen gemacht?

Genau, und so habe ich eine Heilpraktikerin in Celle aufgesucht. Die hat mich wieder aufgebaut mit ungewöhnlichen alternativen Mitteln. Das war so durchschlagend, dass ich nicht nur innerhalb kürzester Zeit wieder arbeiten konnte, sondern absolut leistungsfähig war. Das hat mich doch sehr erstaunt.

Ich habe mich gefragt, wie man einen Menschen von 100 auf Null runterbringen kann und genauso schnell wieder von Null auf 100.

Wie nachhaltig waren diese Maßnahmen?

Es hat sich leider nicht gehalten. Mein Zustand kam wieder ins Schwanken, wenn auch nicht so schlimm. So habe ich erneut angefangen sehr viel zu lesen, über Borreliose und auch über Schwermetallentgiftungen. Und ich hatte ein Schlüsselerlebnis: Ich war bei einer Ayurveda-Wochenendkur und hatte daraufhin eine heftige Entgiftungsreaktion mit Übelkeit, Schmerzen am ganzen Körper, Herzrhythmusstörrungen und Zittern. Aufgrund dessen hatte ich den Eindruck, jetzt müsste ich doch mal von Grund auf entgiften. Kurz darauf besuchte mich ein guter Freund und brachte mir das Buch ‚Schwermetalle‘ mit. Da wusste ich, wo ich wegen der Entgiftung hingehen kann.

Wann waren Sie zum ersten Mal dort?

Im Herbst 2008.

Und Sie hatten eine Schwermetallbelastung?

Ja, sogar eine recht hohe. Besonders Kupfer und Quecksilber, Arsen, Blei und Zinn.

Haben Sie eine Idee, wie Sie zu dieser hohen Schwermetallbelastung kamen?

Mittlerweile weiß ich, dass dies in erster Linie durch unsere Lebensmittel verursacht ist. Seitdem bevorzuge ich ‚Bio‘, aber nur das echte aus dem Bioladen. Es ist nachgewiesen, dass Lebensmittel mit schädlichen Stoffen sehr belastet sind. Und auch unser Trinkwasser ist entgegen der offiziellen Darstellung ausgesprochen belastet.

Wie lief die Therapie ab?

Ich habe eine Chelat-Ausleitungstherapie erhalten, am Anfang zwei Mal pro Woche. Dann immer seltener bis es nur noch einmal im Monat nötig war. Die 26 Infusionen erstreckten sich über ein halbes Jahr bis zum Frühjahr 2009.

Gab es Begleittherapien?

Ich habe einige Nahrungsergänzungen eingenommen. Und vor den Infusionen mit Chelat war es so, dass mein Blut mit Sauerstoff angereichert wurde. Das hatte den Effekt, dass ich mich sehr wohl gefühlt habe.

Wie hat sich Ihr Befinden entwickelt?

Nach ungefähr zehn Infusionen merkte ich, ich bin wesentlich stabiler. Das wurde mir vor allem in Krisensituationen klar, die mich normalerweise völlig erschöpften. Ich war überhaupt nicht mehr erschöpft. Ich denke, es hat ein Vierteljahr gedauert, bis ich das richtig wahrnahm, dass sich etwas verbessert hat. Ich hatte ja eine ganze Reihe an Befindlichkeitsstörungen und da ging es mal besser, mal schlechter. Und nun trat eine Phase ein, wo es nur noch bergauf ging. Auch meine Sekretärin bemerkte dies. Sie meinte, dass meine Schriftsätze viel länger wären und sie deutlich weniger Korrekturen vornehmen würde.

Also ein Hinweis, dass sich die Konzentration verbessert hat?

Ja, ich habe auch gemerkt, dass sich dieser Schleier im Gehirn Stück für Stück aufgelöst hat. Das war sehr beeindruckend. Es war, als wenn das Gehirn aufgehen würde. Mir fielen immer mehr Wörter ein, mein Wortschatz hat sich erheblich erweitert. Viele Dinge, die früher vergessen waren und an die ich mich mit Zetteln erinnern musste, kamen wieder, eines nach dem anderen. Oder ein anderes Beispiel: In einer Konfliktsituation geht es einem doch häufig so, dass man einen Blackout hat und alles weg ist, was man sagen wollte. Plötzlich war das nicht mehr weg, es war alles da, es floss richtig. Das war schon eine tolle Erfahrung. Und natürlich bin ich viel belastbarer als vorher und kann mich mittlerweile stundenlang bis spät in die Abendstunden konzentrieren. Selbst die nachmittägliche Müdigkeit ist wie weggeblasen.

Wie war das Ergebnis nach Abschluss der Therapie, also nach einem halben Jahr?

Sämtliche Symptome sind erheblich zurückgegangen oder ganz verschwunden. Auch meine sehr heftigen Rückenschmerzen, die mir manchmal den Schlaf geraubt haben, sind seitdem fast weg. Meine Leistungsfähigkeit hat erheblich zugenommen. Meine Herzrhythmusstörungen sind fast weg, das Zittern im Körper ist völlig verschwunden. Und mein Gehirn funktioniert gut. Alle Verbesserungen halten sich dauerhaft und stabil seitdem. Das ist mir wichtig zu betonen, weil viele Therapien zwar durchaus für eine kurze Zeit angeschlagen haben, die alten Symptome dann jedoch zurückkehrten.

Was sagen Ihre Freunde und Kollegen?
Bemerken die Ihren verbesserten Zustand?

Ja, klar! An meiner Schlagfertigkeit und Fröhlichkeit.

Krankheiten, die durch giftige Metalle ausgelöst oder verstärkt werden, sind mit einem Chamäleon vergleichbar, dessen äußeres Erscheinungsbild so unterschiedlich sein kann, wie die Situation in der sich der Mensch befindet. Die unterschiedlichen Einflussfaktoren, die das Ausmaß der Beschwerden beeinflussen, die durch eine Metallbelastung entstehen, werden deutlich, wenn man sich nur einmal diejenigen Faktoren vor Augen führt, die in unterschiedlicher Ausprägung zusammenwirken, um bei dem eben geschilderten Fall zu den beschriebenen Konzentrations- und Merkfähigkeitsstörungen geführt haben:

- Art und Menge der schädlichen Metalle
- Direkte Schädigung der Energieproduktion der Nervenzelle
- Indirekte Schädigung der Energieproduktion der Nervenzelle durch Verdrängung des Calciums
- Störungen im Mineralstoffwechsel (Magnesium, Zink)
- Störungen im Vitaminstoffwechsel (B-Vitamine, Vitamin D)
- Schädigung der Gehirndurchblutung
- Störung der Botenstoffe (= Neurotransmitter, wie Dopamin, Serotonin u.a.)
- Schädigung der Reizweiterleitung im Nervensystem
- Schädigung der Anpassung an äußere Anforderungen (Neuroplastizität)
- Chronische Infektionen des Nervensystems durch Borrelien u.a.
- Medikamente, die die Energieproduktion der Zellen beeinflussen (Antibiotika)
- Medikamente, mit Nebenwirkungen für das Nervensystem
- Homocysteinämie (= Erhöhung von Homocystein im Blut, das aufgrund eines Mangels an Vitamin B6, B12 und Folsäure nicht abgebaut werden kann, kann zu Schäden an Gehirn und Blutgefäßen führen)
- Kryptopyrrolurie/ Hämopyrrollaktamurie (= verstärkte Ausscheidung von Abfallprodukten des roten Blutfarbstoffes, wodurch es zu einem Mangel an Zink und Vitamin B6 kommen kann)

Schmerzen

Schmerzen unterschiedlichster Ursachen gehören zu den Symptomen, die am häufigsten zum Arzt führen. Und folgerichtig gehören Schmerzmittel zu den meist verordneten Medikamenten[99]. Die medikamentöse Schmerztherapie mag in vielen Fällen sinnvoll und nützlich und für schmerzgeplagte Menschen oftmals eine große Erleichterung sein. Da manche Schmerzen aber häufig wiederkehrend sind, lohnt sich zumindest in diesen Fällen eine gründliche Ursachenforschung. Zuerst stellt sich jedoch die Frage, wie Schmerz überhaupt entsteht – oder besser gesagt, wie er wahrgenommen wird, denn nicht jeder Mensch nimmt jeden Schmerzreiz gleich stark wahr. Einige Menschen scheinen sogar bis zu einem bestimmten Grad nahezu schmerzresistent zu sein. Obwohl sie eine Gelenkprellung oder eine Wunde haben, ignorieren sie diese und arbeiten einfach weiter. Manch anderer hingegen scheint die Schmerzen schon zu spüren, wenn er nur an ein auslösendes Ereignis denkt. Bei vielen Schmerzpatienten findet man auf der körperlichen Ebene mit der normalen Routinediagnostik keine Auslöser. Das bedeutet natürlich nicht zwangsläufig, dass die Patienten sich die Schmerzen einbilden. Vielleicht sind die Untersuchungsmethoden nicht gründlich genug, um hinter die Ursache zu kommen. Sicherlich tragen mehrere Faktoren dazu bei, wie stark ein Schmerz subjektiv wahrgenommen wird. Angst kann die Schmerzwahrnehmung sehr stark beeinflussen. Die Angst vor der bevorstehenden Blutabnahme oder einem Zahnarztbesuch und die damit verbundene Schmerzerwartung können den erlebten Schmerz scheinbar unerträglich werden lassen. Hat man andererseits ein Ziel vor Augen, das man unbedingt erreichen will, so kann man dadurch Reserven mobilisieren, die auch so manchen Schmerz vergessen lassen. Dennoch bleibt die Frage offen, wie Schmerzen wahrgenommen werden. Ein Blick ins Tierreich kann uns vielleicht eine Antwort geben. Der Nacktmull ist ein Nagetier, das in großen Kolonien in riesigen unterirdischen Bauten in den Halbwüsten Ostafrikas, speziell im Süden Äthiopiens, in Kenia und Somalia lebt. Eine seiner vielen Besonderheiten besteht darin, dass er offensichtlich keine Schmerzwahrnehmung besitzt. Wissenschaftler führen das darauf zurück, dass Nacktmulle keine sogenannte Substanz P produzieren, was sie zu einer Besonderheit unter den Säugetieren machen. Die Substanz P ist ein Eiweiß, das aus elf Aminosäuren aufgebaut ist und als Botenstoff im Nervensystem wirkt. Das Kürzel ‚P‘ steht für das englische Wort ‚pain‘, was Schmerz bedeutet. Eine Hauptaufgabe der Substanz P ist die Schmerzweiterleitung vom Entstehungsort des Schmerzes zum Rückenmark und ins Gehirn, wo der Schmerz letztlich wahrgenommen wird. Dies ist sinnvoll und hilfreich, wenn dadurch eine Gegenreaktion erfolgen kann, um sich der Schmerzursache zu entziehen, also beispielsweise die Hand von der Herdplatte zu nehmen oder den Fuß vom eingetretenen spitzen Stein wegzuheben. Ist der Schmerzauslöser aber nicht so einfach zu lokalisieren und zu beseitigen, dann können wiederkehrende oder chronische Schmerzen die Folge sein. Patienten, die an einer Schädigung der peripheren Nerven, an Fibromyalgie oder Rheuma leiden, haben oft auch eine erhöhte Konzentration der Substanz P in der Rückenmarksflüssigkeit. Damit verbunden ist eine hohe Schmerzwahrnehmung. Das bedeutet, dass die Substanz P nicht einfach nur den Schmerz weiterleitet, sondern durch Anregung von Nervenverbindungen im zentralen Nervensystem die Empfindlichkeit gegenüber Schmerzen erhöht. Wenn aber mangels klar identifizierbarer Ursache, keine gezielte Beseitigung des Schmerzauslösers erfolgen kann, kommt es zu chronischen Schmerzen. Auslöser chronischer Schmerzen, die meist durch das Raster einer Routineuntersuchung fallen, sind z.B. chronische Entzündungen, Materialunverträglichkeiten, Schwermetallbelastungen oder Verschiebungen im Säure-Basen-Haushalt. Doch damit nicht genug: Inzwischen entdeckte man, dass die Substanz P bei der Auslösung von Angst und Depressionen eine wichtige Rolle spielt. So konnte man nachweisen, dass durch Stress, der auf das Gehirn einwirkt, die Substanz P freigesetzt wird und Angst und Panik zur Folge hat[100],[101]. Stress wird durch unterschiedlichste seelische und körperliche Belastungen ausgelöst und führt zu vielfältigen Veränderungen in den Körperfunktionen wie z.B. Immunschwäche, Durchblutungsstörungen, Schlafstörungen, Störungen im Hormonhaushalt, psychische Schäden u.a. (s.S. 100 ff). Die Substanz P spielt eine Schlüsselrolle bei der Vernetzung von Schmerzen und psychischen Beschwerden und liefert damit auch die Erklärung für die Beobachtung, dass bei Angst Schmerzen verstärkt wahrgenommen werden oder dass Patienten mit chronischen Schmerzen oft auch depressiv erscheinen. Da Schwermetalle wie Quecksilber, Blei und Cadmium zur Freisetzung von Entzündungsbotenstoffen führen, die die Blut-Hirn-Schranke überwinden können, ist davon auszugehen, dass sie auch die Wirkung der Substanz P verstärken können. Die mögliche Folge: erhöhte Schmerzwahrnehmung, Angst und Depression. Die schmerzauslösende Wirkung einiger Schwermetalle ist seit Langem bekannt. Die ,Itai-Itai-Krankheit' hat ihren Namen von den Schmerzlauten, die Patienten mit einer chronischen Cadmiumvergiftung von sich geben. Übersetzt bedeutet der Name so viel wie ,Aua-Aua'. Die Schmerzen entstehen durch krankhafte Knochenveränderungen. Aufgetreten ist Itai-Itai in Japan in der Region Tomaya. Dort wurden seit Ende des 19. Jahrhunderts und verstärkt nach dem zweiten Weltkrieg insbesondere bei Frauen nach der Menopause Knochenerweichungen und -verformungen beobachtet, die starke Schmerzen verursachten. Als Auslöser wurden das Wasser, Fische sowie Reis und Gemüse der Region identifiziert, die durch Cadmium aus Zink-Cadmium-Minen stark verunreinigt waren. Die Langzeitaufnahme führte zu chronischen Cadmiumvergiftungen, die den Mineralhaushalt (Calcium, Phosphat, Eisen) und die Vitamin-D-Bildung im Körper störten. Ähnlich wie Blei wird auch Cadmium hauptsächlich im Knochen gespeichert. Dort verdrängt es Calcium. Dies führt in Abhängigkeit von der aufgenommenen Menge zu Eisenmangelanämie und zu schwerer schmerzhafter Erweichung des Knochens und zu dessen Abbau. Durch die Wechselwirkung von Cadmium mit dem verringerten Vitamin-D- und Calciumspiegel ist die Itai-Itai-Krankheit auch ein Beispiel dafür, wie ein Mangel an essentiellen Mineralien, Spurenelementen und Vitaminen die Symptome einer Metallvergiftung verstärken kann. Umgekehrt kann man durch eine Optimierung der Nährstoffversorgung die Toxizität von Metallen verringern. So wird die Giftigkeit von Blei durch Vitamin C gesenkt und die giftige Wirkung von Cadmium wird durch Zink, Eisen und Vitamin C gesenkt.

Neben der chronischen Cadmiumbelastung des Körpers können auch weitere Metallvergiftungen Schmerzen auslösen. Bekannt ist, dass eine Belastung mit Blei zu schmerzhaften Koliken im Magen-Darm-Trakt und zu Kopfschmerzen führen kann. Nickel-Tetracarbonyl, das als giftigste Nickelverbindung gilt, kann aufgrund seiner Fettlöslichkeit, die Blut-Hirn-Schranke leicht durchdringen und zu Kopfschmerzen, Übelkeit, Atemnot und Husten führen. Ähnliches gilt für organische Zinnverbindungen, die Kopfschmerzen und Sehstörungen auslösen können. Sowohl organische als auch anorganische Quecksilberverbindungen können eine schleichende, chronische Form der Quecksilbervergiftung bewirken. Die Belastung des Nervensystems zeigt sich durch emotionale und psychische Störungen, wie Reizbarkeit und Kritikunfähigkeit, Konzentrationsstörungen, Gedächtnisschwund, Kopfschmerzen, Erschöpfung und Schlaflosigkeit. Sicher gibt es ganz unterschiedliche Schmerzursachen und Schwermetalle sind auch nicht an allem schuld, was den Menschen zu schaffen macht. Doch gerade, wenn keine Auslöser von chronischen Schmerzen gefunden werden und die Schmerzen somit als nicht behandelbar gelten, sollte man sich damit nicht zufriedengeben. Gerade in diesen Fällen nützt es kaum, stur zu bleiben und das Thema Schwermetalle zu ignorieren.

INTERVIEW: **Migräne**

Anne M., Altenpflegerin, 49 Jahre

Frau M., seit wann hatten Sie Migräne?

Das hat sich über Jahre hochgeschaukelt bis es chronisch war. Der Höhepunkt war im Jahre 2008 als ich nahezu permanent Migräne hatte. 2009 wurde es noch schlimmer, da konnte ich gar nicht mehr arbeiten und bin in eine Reha-Klinik überwiesen worden.

Wissen Sie noch, wann die Beschwerden begonnen haben?

Ich hatte über viele Jahre und mit großen zeitlichen Abständen dazwischen Sehstörungen. Und zwar waren das völlige Ausfälle der Sehmöglichkeiten. So stand ich zum Beispiel mal an meinem Arbeitsplatz und sagte zu meinem Chef: „Du, ich sehe nichts mehr." Da hat er mich an der Hand genommen und zum nächsten Stuhl geführt. Ich war für wenige Minuten blind. Vielleicht waren das nur ein bis zwei Minuten, doch ich konnte absolut nichts mehr sehen. Das war 1996.

Und wann passierte das noch einmal?

Vier Jahre später: Anfang 2000 saß ich im Auto und musste rechts ranfahren, weil ich wieder für wenige Minuten überhaupt nichts mehr gesehen hatte.

Wie haben Sie sich damals verhalten?

Ich habe einfach abgewartet bis es vorbei war. Mir war das Erlebnis vier Jahre vorher noch gut im Gedächtnis. Ich habe sofort gedacht, dass es wieder so etwas ist und einfach abgewartet. Und wiederum hat es nur wenige Minuten gedauert, dann konnte ich weiterfahren. Das war schon sehr merkwürdig, man zweifelt auch an sich selbst, wenn man so etwas erlebt.

Ist es danach noch einmal vorgekommen?

Im Spätsommer 2008. Doch zu diesem Zeitpunkt hatte ich schon regelmäßig Migräne. Wegen verschiedenster Beschwerden, unter anderem Konzentrationsstörungen, war ich damals in naturheilkundlicher Behandlung.

Hatten Sie vor 2008 auch Migräne?

Ja, aber in sehr großen Abständen, vielleicht alle drei Monate. Und ab 2008 wurden die Abstände immer kürzer bis ich fast nicht mehr arbeitsfähig war. Ich denke, da kamen einige Faktoren zusammen: Ich hatte Stress im Beruf, die Wechseljahre hatten bei mir begonnen. Ob das die Auslöser waren, weiß ich nicht. Auf jeden Fall hat es sich zugespitzt bis ich Ende 2008 total fertig war und im Frühling 2009 zur Reha musste.

Wie fühlte sich dieses ‚total fertig sein' an?

Eigentlich bin ich sehr zäh und versuchte immer wieder zu arbeiten. Doch Ende 2008 hatte ich einfach keine Kraft mehr. Ständig diese Kopfschmerzen in Verbindung mit Übelkeit. Ich war nur noch ein Nervenbündel.

Wann wurde zum ersten Mal die Diagnose Migräne gestellt?

Ende Mai 2008. Damals bin ich mit Notarzt und Blaulicht in die Kopfklinik gebracht worden, weil ich wieder eine Migräne-Attacke hatte. Allerdings hatte der Notarzt seinerzeit die Befürchtung, ich hätte einen Gehirnschlag: Ich konnte nichts mehr sehen, meine rechte Körperhälfte war lahm, mein Gesicht fühlte sich pelzig an, ich konnte nicht mehr richtig sprechen. Es waren Ausfallerscheinungen, wie man sie bei einem Schlaganfall oder Gehirnschlag vorfindet. In der Kopfklinik wurde ich daraufhin untersucht, sie konnten jedoch nichts finden. Sie kamen dann zu dem Schluss, dass es sich um eine sehr schwere Migräne-Attacke gehandelt hat. Das waren die ersten Ärzte, die die Diagnose Migräne gestellt haben. Man hat mir daraufhin ein Notfallmedikament mit Rizatriptan empfohlen und mich nach Hause entlassen.

Sie waren vorher doch sicher auch bei Ärzten wegen Ihrer Beschwerden? Welche Diagnose hatten die gestellt?

Ich war viele Jahre bei einer Heilpraktikerin und habe ihr von meinen Beschwerden erzählt, bekam auch verschiedenste Behandlungen, doch von Migräne als Grund meiner Symptome sprach bis dato niemand. Die Migräne wurde daher auch nicht speziell behandelt. Das ist wohl auch schwierig. Selbst in der Reha-Klinik, in der ich ein halbes Jahr später mit vielen anderen Migräne-Patienten betreut wurde, hatte ich nicht das Gefühl, dass die wirklich eine Idee haben, wie man Migräne beheben kann. Und da waren teilweise noch extremere Fälle als ich, da gab es Leute mit Cluster-Kopfschmerz, die sich am liebsten das Leben genommen hätten.

Wie hat man Sie dort therapiert?

Es war eine psychosomatische Klinik. Es gab Gesprächstherapie, Entspannungsübungen, viel Bewegung an der frischen

Luft. Für die Beschwerden wurden verschiedenste Medikamente ausprobiert. Für zu Hause empfahl man mir Autogenes Training und Yoga. Yoga mache ich auch seitdem und es tut mir sehr gut. Doch was wirklich den durchschlagenden Erfolg brachte, war die Entfernung der Goldkronen in meinem Mund.

Wie sind Sie darauf gekommen, das machen zu lassen?

Die Heilpraktikerin ist eine Bekannte von einem Arzt für Naturheilverfahren in Würzburg. Bei dem begab ich mich in Behandlung, nachdem ich aus der Kopfklinik wieder entlassen wurde. Ich hatte zu der Zeit keinen Hausarzt und es war mir ganz recht, mal wieder einen zu haben.

War die Migräne der Anlass ihn zu konsultieren?

Richtig.

Wie wurden Sie behandelt?

Das war die Phase, wo ich total fertig war und er eigentlich gleich dafür gesorgt hat, dass ich zur Reha komme.

Wie lange waren Sie in der Rehaklinik?

Sechs Wochen.

Welchen Effekt hatte der Aufenthalt auf Ihre Migräne?

Es war entspannend, erholsam, doch meine Migräne konnte dort nicht gelindert werden.

Was geschah nach dem Reha-Aufenthalt?

Wenn ich merkte, dass ein Migräneanfall im Kommen war, habe ich das Medikament mit Rizatriptan eingenommen, damit die Beschwerden nicht so schlimm wurden. Bei meiner Heilpraktikerin erhielt ich 20 Chelat-Infusionen. Dadurch hatte ich ungefähr ein Jahr Ruhe, also relativ wenig Beschwerden, sodass ich wieder arbeiten konnte.

Irgendwann kamen Ihre Migräne-Attacken wieder?

Ja, das hatte ich auch mit meinem Hausarzt besprochen. Er hat daraufhin eine spezielle Untersuchung durchgeführt und Hinweise auf eine hohe Vergiftung durch Schwermetalle im rechten Kopf/Kieferbereich festgestellt. Ich hatte auf der rechten Seite eine Goldbrücke. So hat er einen Unverträglichkeitstest auf Goldlegierungen gemacht. Ich war da sehr skeptisch. Doch als er meinte, die Belastung wäre um das Dreifache höher als der Normwert, war ich beunruhigt. Ich befolgte seinen Rat und ließ mir im September 2010 die Goldkronen entfernen. Schlimm war auch, dass unter dieser Goldbrücke Amalgam-Splitter im Knochengewebe lagen – und das seit 20 Jahren!

Und das hat bislang niemand bemerkt?

Nein, dabei sieht man sie sogar auf dem Röntgenbild, das hat mir der Zahnarzt gezeigt. Es waren kleine weiße Flecken zu sehen. Und die lagen im Knochengewebe. Das ist sehr stark durchblutet, so konnten sie über Jahre ihr Quecksilber abgeben. Und nachdem mein Zahnarzt die Goldkronen entfernt hat, meinte er, es wäre jetzt alles betäubt und offen, er würde jetzt auch gleich die Amalgam-Splitter entfernen. Und die hat er mir dann – jede einzeln – vor meinen Augen in ein Schälchen gelegt. Das waren drei bis vier Bröckchen.

Sie sind bei einem ganzheitlichen Zahnarzt. Hat er Ihnen noch Weiteres dazu erklärt?

Er meinte, dadurch, dass die Splitter da fast 20 Jahre drin lagen, konnte das Gewebe gar nicht richtig zuheilen. Das sah aus wie Tuffstein.

Gold und Quecksilber aus dem Zahnbereich waren also entfernt. Sie haben danach mit der Schwermetallausleitung aus dem Körper begonnen?

Ja, es waren drei Ausleitungen. Während dieser Zeit hatte ich noch Migräne. Doch seitdem die Ausleitungen abgeschlossen sind, habe ich keine einzige Migräne-Attacke mehr gehabt. Das war ja immer mit Sehstörungen, Übelkeit und im Bett liegen verbunden, und das ist seit der Ausleitung nicht mehr aufgetreten.

Sind die Behandlungen beim Zahnarzt auch abgeschlossen?

Nein, noch nicht. Erst einmal war das ja eine sehr große Wunde, die musste sechs bis acht Wochen ausheilen, also bis Ende 2010. Und jetzt im Januar musste noch ein kleiner Backenzahn gezogen werden. Das muss auch wieder sechs bis acht Wochen heilen und dann kommt endgültig eine Keramikkrone drauf.

Erhielten Sie bei Ihrem Hausarzt außer der Ausleitung noch andere Behandlungen?

Ja, es war noch eine Eigenbluttherapie nötig und Mineralstoffinfusionen.

Dieses Medikament mit Rizatriptan mussten Sie also seit der Ausleitung nicht mehr nehmen?

Nein.

Damit ersparen Sie sich eine Menge Nebenwirkungen?

Richtig.

Außer in der Kopfklinik waren Sie nur bei naturheilkundlich tätigen Behandlern. Warum?

Ich hatte die Nase voll von Ärzten. Hier im Ort gibt es auch einen Hausarzt, bei dem ich das letzte Mal vor zwölf Jahren war. Da hatte ich ja schon immer mal Migräne, doch der hat im Dunkeln getappt und wusste nichts außer Schmerztabletten. Da wurde nicht nach der Ursache geforscht. Gut, es ist auch schwer die Ursache zu finden. Ich wäre auch nicht darauf gekommen, dass das von den Goldkronen herrühren könnte. Denn wie soll man darauf kommen? Gold soll angeblich das Beste sein.

Wie beschreiben Sie Ihren augenblicklichen Zustand?

Es ist ein gewaltiger Unterschied zu 2008, als ich so fertig war. Das war damals der absolute Tiefpunkt für mich. Da geht es mir heute deutlich besser, ich habe Lebensqualität und bin voll einsatzfähig in meinem Beruf. Wie gesagt, so eine richtige Migräne-Attacke hatte ich seit der Ausleitung nie mehr.

Was sagen Ihre Kollegen und Freunde, dass es Ihnen so viel besser geht?

Migräne ist ja so eine Sache. Viele Menschen belächeln das und nehmen einen nicht ernst. Insofern bin ich damit gar nicht so nach außen gegangen, besonders nicht an meinem Arbeitsplatz. Meine engsten Freunde merken allerdings schon, dass es mir viel besser geht.

**Ich bedanke mich für das Gespräch
und wünsche weiterhin alles Gute!**

Wegweisend in der Diagnostik der Schmerzursache war bei dieser Patientin eine qualitative Untersuchung des vegetativen Nervensystems, die durch eine gezielte Laboruntersuchung objektiviert wurde. Das Verfahren, das zum Einsatz kam, ermöglicht einen Überblick über das Regulationsverhalten des Körpers und dadurch einen Einblick in Störfaktoren, die den Organismus lokal oder über Fernwirkungen belasten und zu dauerhaften Schäden führen können. Dabei wird viermal in Folge gemessen. Dadurch erhält man zusätzliche Aussagen, ob ein fehlreguliertes Gebiet bei erneuter Stimulation die Tendenz hat, zur Norm zurückzukehren oder zu chronifizieren. Die Abweichungen vom idealen

Kurvenverlauf eines Gesunden, geben Hinweise auf die Art der Belastung in dem gemessenen Gebiet. Allergien, akute und chronische Entzündungsstadien, Virusinfekte und Mykosen, Schwermetallbelastungen und psychovegetative Faktoren verändern die Reaktionsfähigkeit in dem Testgebiet und verändern damit den Kurvenverlauf. Die Abweichungen vom idealen Kurvenverlauf werden vom Gerät erfasst, analysiert und graphisch dargestellt. Aus der Summe aller Abweichungen errechnet sich der ‚Vitalitätsfaktor' des Patienten. Von dem fiktiven Idealzustand 100 % wird die Summe der Normabweichungen abgezogen, dies ergibt den Vitalitätsfaktor, der eine Aussage über den allgemeinen Gesundheitszustand des Patienten erlaubt. Vitalitätsfaktoren zwischen 65 bis 80 % sind zufriedenstellend. Bei Werten über 80 % muss man individuell prüfen, ob es sich tatsächlich um einen guten Wert oder um einen ‚übersteuerten' Wert handelt, wenn der Patient unter starken psychischen und physischen Belastungen steht. So nützlich die dadurch gewonnenen Informationen auch sein mögen, so sollte man sich im Zweifelsfall jedoch nicht allein auf dieses oder andere qualitative Messverfahren, wie die Bioresonanz oder die Radionik allein verlassen. Man sollte die Hinweise aus diesen Testungen eher dazu nutzen, weitere objektivere Untersuchungsmethoden auszuwählen, um das Ausmaß der Störung zu erfassen. Keinesfalls sollte man sich damit begnügen, eine Schwermetallbelastung allein mit einem Bioresonanzverfahren zu messen und – so wie manchmal behauptet wird – dann auch mittels Bioresonanz zu entgiften. Dies ist aus toxikologischer Sicht nicht haltbar. In dem vorliegenden Fall wurde der Hinweis durch die Bestimmung der Regulationsfähigkeit gegeben, dass eine hohe Vergiftung durch Schwermetalle im rechten Kopf-/Kieferbereich vorliegen kann. Da sich dort die Goldbrücke der Patientin befand, wurde ein Lymphozytentransformationstest (LTT) auf Goldlegierungen gemacht. Dieser Unverträglichkeitstest zeigte eine deutliche Sensibilisierung gegen Goldlegierungen. Die daraufhin durchgeführte zahnärztliche Sanierung brachte zudem alte Amalgam-Reste zum Vorschein, die ebenfalls entfernt werden konnten. Dies wäre natürlich durch eine Bioresonanztherapie, die ja nur auf der Schwingungs- und Informationsebene einzugreifen versucht, nicht möglich gewesen. Ähnliches gilt im Übrigen meiner Ansicht nach auch für die Therapie chronischer Infekte mit Viren, Pilzen oder anderen Krankheitserregern. Auch hier sollte man die Therapie nicht einigen elektronischen Geräten überlassen, sondern angemessene naturheilkundliche Verfahren einsetzen.

INTERVIEW: Gehirnhautentzündung

Andrea W., Kauffrau, 54 Jahre

Frau W., Sie hatten eine Mollaret-Meningitis, also eine Hirnhautentzündung?

Ja, die wird durch den Herpes-Virus ausgelöst. Man sagte mir, es gibt weltweit nur 50 Betroffene.

Wann ist diese Hirnhautentzündung zum ersten Mal aufgetreten?

Das erste Mal hatte ich das 1994, dann zehn Jahre später noch einmal, also 2004. Und dann in drei-Jahres-Schritten 2007 und das letzte Mal 2010.

Wie haben Sie das gemerkt, welche Symptome hatten Sie?

Es begann mit starken Kopfschmerzen am gesamten Kopf und der Stirn. Am Hinterkopf zog sich dieser Schmerz runter über den Nacken bis zur Lendenwirbelsäule. Während der Nacht wurde es schlimmer. Es war ein ganz dumpfer Schmerz. Jeder Schritt und jede Erschütterung taten mir weh. Ich wusste nicht, was ich hatte. Doch ich merkte, dass es etwas mit dem

Nervenkanal zu tun haben musste, denn wie normale Rückenschmerzen oder Bandscheibenprobleme fühlte sich das nicht an.
So bin ich am nächsten Tag gleich zum Neurologen gegangen.

Was hat der Neurologe festgestellt?

Erst einmal hat er mich ganz normal auf Reflexe untersucht.
Weiterhin bat er mich, den Kopf nach vorne zu beugen und
die Beine anzuheben, das war sehr schmerzhaft. Aufgrund
dieser Schmerzen hatte er bereits einen Verdacht und rief in
einem Tropeninstitut an, um sich mit Kollegen zu besprechen.
Er sagte danach zu mir, es wäre Verdacht auf Meningitis und
überwies mich ins Krankenhaus. Da bin ich auch sofort hingegangen, was mir schwergefallen ist, weil die Schmerzen mir
sehr zusetzten. Wie gesagt, jeder Schritt tat mir weh.

Im Krankenhaus gab es weitere Untersuchungen?

Dort wird in solchen Fällen eine Nervenwasseruntersuchung
gemacht, die sehr unangenehm ist. Doch offenbar ist es die
einzige Methode, um genau festzustellen, ob es eine Hirnhautentzündung ist oder nicht.

Wie kommt man zu einer Mollaret-Meningitis?

Man sagte mir, der Krankheitserreger gehört zur Herpes-
Gruppe. Im Grunde kann den jeder haben. Der schlummert
im Körper und wenn man Stress hat oder das Immunsystem
schwach ist, dann kommt der zum Ausbruch.

Hatten Sie 1994 viel Stress?

Nun ja, ich hatte Kinder im Grundschulalter und einige ehren-
amtliche Aufgaben. Es war sicher ein bisschen viel.

**Wurde beim ersten Krankenhausaufenthalt der Mollaret-Virus
festgestellt?**

Nein, erst beim vierten.

Wie wurde Ihre Erkrankung im Krankenhaus behandelt?

Ich erhielt eine antivirale Therapie. Das waren Infusionen mit dem Wirkstoff Aciclovir, die ich zwei Mal täglich über einen Zeitraum von 14 Tagen erhielt. Und dann wurde ich nach Hause entlassen.

Wie ging es Ihnen danach?

Es ging mir wieder gut, allerdings hatte ich daraufhin eine Zeit lang Probleme mit Migräne. Das war so schlimm, dass ich häufig im abgedunkelten Zimmer liegen musste. Außerdem musste ich mich öfters übergeben. Es war sehr heftig.

Handelte es sich um eine Nebenwirkung auf die Infusionen?

Nein, das glaube ich nicht. Ich denke, es war einfach eine Begleiterscheinung nach der Hirnhautentzündung. Vorher hatte ich nie mit Migräne zu tun gehabt.

Was haben Sie gegen die Migräne unternommen?

Ich ging zu einer Ärztin, die Traditionelle Chinesische Medizin anbietet. Sie hat mich ungefähr 15 Mal mit Akupunktur behandelt. Dann war die Migräne weg und kam auch nicht wieder.

Sie hatten danach also keinerlei Beschwerden mehr?

Nur hin und wieder Kopfschmerzen. Die traten meistens morgens beim Aufwachen auf und waren recht heftig. Doch ich hielt das für aushaltbar. Ich hatte keine besonderen Schritte unternommen, um das abzustellen.

Gab es nach dem Krankenhausaufenthalt noch irgendwelche Nachbehandlungen?

Sie hatten mich vier Wochen zur Kur geschickt, weil auch das Gehirn mit entzündet gewesen war. Daher wurden während der Kur allerhand Tests gemacht, um zu überprüfen, ob mein Gehirn gelitten hatte. Also ob ich mir Sätze merken kann usw.

Doch es war alles in Ordnung. Was mir persönlich auffällt, sind allerdings leichte Wortfindungsstörungen. Das stört mich, dass mir manchmal ein Wort nicht einfällt.

Sie hatten danach zehn Jahre keine Beschwerden und dann traten von heute auf morgen wieder diese dumpfen Schmerzen auf?

Richtig. Zehn Jahre lang war ich beschwerdefrei. 2003 hatten mein Mann und ich uns selbständig gemacht. Und ein Jahr später fing es an einem Abend wieder mit den Kopfschmerzen an und das breitete sich bis runter zur Lendenwirbelsäule aus. Genau die gleichen Symptome wie beim ersten Mal.

Was haben Sie unternommen?

Ich hatte mir schon gedacht, was es ist und bin am nächsten Morgen zunächst zu meinem Hausarzt gegangen. Dieser hat mich überwiesen zum Neurologen. Der hatte allerdings Verdacht auf Gehirnblutung und überwies mich ins Krankenhaus.

Handelte es sich um das gleiche Krankenhaus wie beim ersten Mal?

Nein, ich wählte dieses Mal ein Krankenhaus, das direkt gegenüber vom Neurologen ist, weil ich einfach so starke Schmerzen hatte, dass ich mir keinen unnötigen Weg zumuten wollte.

Wurde wieder eine Nervenwasseruntersuchung gemacht?

Ja, und es wurde auch eine Gehirnhautentzündung festgestellt. Doch noch nicht, dass es sich um eine Mollaret-Meningitis handelt, sondern einfach, dass es bedingt durch einen Virus wäre.

Und die Therapie war auch gleich?

Richtig. Wieder 14 Tage lang Infusionen und danach ging es mir wieder gut und ich konnte nach Hause entlassen werden.

Gab es irgendwelche Nachwirkungen oder Beschwerden, als Sie zu Hause waren?

Nein, keine. Es ging mir drei Jahre lang gut und dann kam der dritte Vorfall im Oktober 2007.

Das heißt, Sie waren dann wieder im Krankenhaus, erhielten Infusionen und dann war es gut?

Ja. Dieses Mal ging ich sogar direkt ins Krankenhaus, weil es genau die gleichen Symptome waren, wie bei den ersten beiden Malen. Die wollten mir das erst nicht glauben, als ich von Hirnhautentzündung sprach, doch die Nervenwasseruntersuchung hat ihnen dann gezeigt, dass das Nervenwasser entzündet war und ich recht hatte.

Dann wurden Sie wieder entlassen, waren beschwerdefrei und der letzte Vorfall war 2010?

Im Januar 2010.

Und dann erfolgte wiederum Krankenhausaufenthalt, Infusionen etc?

So ist es. Und bei diesem letzten Krankenhausaufenthalt wurde zum ersten Mal davon gesprochen, dass es eine Mollaret-Meningitis ist. Doch die Behandlung war gleich. Und als ich nach den 14 Tagen wieder zu Hause war, habe ich gleich einen Termin bei einem naturheilkundlich arbeitenden Arzt gemacht und ihm davon erzählt.

Warum war Ihnen das zu dem Zeitpunkt wichtig?

Eine Freundin hatte mir diesen Arzt schon oft empfohlen. Als die Entzündung ein viertes Mal auftrat – und die letzten Male in Abständen von drei Jahren – dachte ich, dass ich da jetzt doch mal hingehen müsste. Mein Ziel war, mein Immunsystem richtig aufbauen zu lassen.

Wie wurden Sie dort untersucht?

Zuerst wurde eine Irisdiagnose gemacht, dann ein Regulationstest und ein Test, ob ich mit Schwermetallen belastet bin.

Und was wurde festgestellt?

Bei der Blutuntersuchung lagen Nierenwerte, Blutbild, Cholesterin, Mineralien, Schilddrüse und Entzündungswerte allesamt im Normbereich. Lediglich ein Leberwert war geringfügig erhöht. Bei der Untersuchung des vegetativen Nervensystems zeigten sich auffällige Messwerte im Kopf- und Bauchbereich, was zu einer Einschränkung der Vitalität führt, und auf eine Belastung von Dünn- und Dickdarm hinweist. Der Schwermetalltest war sehr aufschlussreich. Die Werte von Kupfer, Mangan, Blei, Cadmium, Nickel, Quecksilber waren zu hoch.

Welche Therapien erhielten Sie?

Zehn Infusionen, um die Schwermetalle auszuleiten. Mineralien und Vitamine zum Aufbau des Immunsystems. Und als die Chelat-Infusionen beendet waren, erhielt ich noch Eigenblutbehandlungen. Also mein Blut wurde mit Sauerstoff versetzt und mir wieder zugeführt.

In welchen Zeitabständen waren Sie zur Behandlung in der Praxis?

Die Infusionen erhielt ich am Anfang alle 14 Tage, später einmal im Monat. Und jetzt bin ich nur noch hin und wieder dort zur Erhaltungstherapie.

Diese Behandlungen hatten Sie vor einem Jahr begonnen. Wie geht es Ihnen heute?

Viel besser. Ich habe deutlich mehr Energie. Die Kopfschmerzen, die ich hin und wieder hatte, treten gar nicht mehr auf. Ich bin auch nicht mehr so nervös, abgeschlagen, müde und kraftlos, sondern habe mehr Vitalität, bin ausgeglichener, aufmerksamer, aufnahmefähiger. Es ist schon ein deutlicher Unterschied zu meinem Zustand vor einem Jahr. Da dachte ich häufiger, ich wäre doch gerne fitter, um noch mehr zu tun, doch

es ging eben nicht. Das ist jetzt ganz anders. Jetzt bin ich ener-
giegeladener. Und die Lebensqualität hat sehr zugenommen.

**Ich bedanke mich für das Gespräch und
wünsche weiterhin alles Gute!**

Dieses Beispiel ist eine Einzelfallbeobachtung. Diese Sonderform
der Gehirnhautentzündung wurde erstmalig 1944 von dem Neurologen P. Mollaret beschrieben. Erst mehr als 30 Jahre später, in
den 1980er-Jahren, wurde die Gruppe der Herpesviren (Epstein-
Barr-Virus, Herpes Simplex Virus 1 und HSV 2) als eine mögliche
Ursache entdeckt. Die Mollaret-Meningitis ist gekennzeichnet,
durch wiederkehrende Attacken von Fieber, Kopfweh, Übelkeit,
Erbrechen und Hirnhautreizung, manchmal begleitet von ausgeprägten Muskelschmerzen. Die Anfälle dauern jeweils zwei
bis fünf Tage und können im Laufe von mehreren Jahren bis zu
15 Mal auftreten. Zwischen den Anfällen können symptomfreie
Intervalle von Wochen bis Jahren liegen. Die Erholung erfolgt in
der Regel vollständig, auch von den neurologischen Ausfällen,
die während einer Meningitis-Attacke auftreten können. Durch
die Einführung neuer Labormethoden Anfang der 1990er-Jahre
wurde inzwischen weltweit bei über 50 Fällen von Mollaret-
Meningitis eine Herpesvirusinfektion nachgewiesen. Was der
Grund dafür ist, dass diese Form der Hirnhautentzündung anders
verläuft als andere Herpesinfektionen, ist nicht geklärt, ebenso
wenig die Frage, ob Schwermetalle als Cofaktoren eine Rolle spielen. Aufgrund der kleinen Patientengruppe werden diese Fragen
in absehbarer Zukunft wohl nicht geklärt werden können.

Die Giftigkeit der Schwermetalle

Wer sich mit der Problematik der chronischen Schwermetallbelastung näher befasst, der stößt schnell auf die Frage, warum nicht alle Menschen, die mit giftigen Metallen in Kontakt kommen, in gleicher Weise krank werden. Genauso folgerichtig wie die Frage ist auch die entsprechende Antwort: Menschen sind keine Maschinen, die auf einen bestimmten Knopfdruck alle in gleicher Weise reagieren. Trotz aller Ähnlichkeit und Gemeinsamkeit ist jeder Mensch und auch jedes andere Lebewesen einzigartig. Die Individualität des Menschen bewirkt auch eine individuelle Empfindlichkeit und Reaktionsweise auf Umwelteinflüsse. Dementsprechend kann eine gewisse Menge eines Schwermetalls bei zwei Menschen unterschiedliche und unterschiedlich starke Beschwerden auslösen. Denn es gibt eine ganze Reihe von Faktoren, die die Giftigkeit eines Metalls verstärken oder abschwächen können. Wie viel, möglicherweise giftige Metalle, in der Ernährung, in Genussgiften, in Kosmetika, in Impfstoffen, in Medikamenten, in Luft und Wasser von einem Menschen gerade noch toleriert werden können, ist sehr unterschiedlich. Was diese Metalle im Körper bewirken, welche Krankheiten dadurch ausgelöst oder verstärkt werden, hängt ebenfalls von vielen unterschiedlichen Faktoren ab.

„Wie viel Quecksilber darf in einer Zahnfüllung vorhanden sein?"

„Wie hoch darf die Bleibelastung des Trinkwassers sein?"

„Wie viel Arsen in Algenpräparaten ist verträglich?"

„Welche Menge an Cadmium darf in Kunstdünger gedüngtem Gemüse enthalten sein?"

„Ist Titan in Medikamenten verträglich?"

„Was löst das in Impfstoffen enthaltene Aluminium im Menschen aus?"

**Für die Giftigkeit potentiell toxischer Metalle
sind folgende Faktoren von Bedeutung:**

- Ausmaß der Aufnahme eines oder mehrerer Metalle über Magen-Darm-Trakt, Atemwege und Haut
- Stabilität von Darmbarriere, Bronchialschleimhaut und Haut
- Vorschädigungen von Blut-Hirn- und Blut-Liquor-Schranke
- Größe der Partikel des oder der Metalls/e oder Verbindungen daraus
- Verteilung durch das Blut auf die verschiedenen Organe
- Wirksamkeit natürlicher Entgiftungsorgane und -enzyme
- genetische Unterschiede in der Entgiftungsfähigkeit von Metallen
- Vorbelastung von Zellen und Organen durch ein oder mehrere Metalle
- Vorbelastung von Zellen und Organen durch weitere Umweltschadstoffe
- Störungen im Gleichgewicht von Mineralien, Spurenelementen und Antioxidantien
- Fähigkeit der aufgenommenen Metalle körpereigene Mineralien zu verdrängen
- Fähigkeit der aufgenommenen Metalle mit körpereigenen Molekülen und Enzymen zu reagieren und diese zu schädigen
- angeborene und erworbene Toleranz gegenüber Metallbelastungen
- Fähigkeit der Zellen zur unschädlichen Ablagerung von Metall-Partikel
- Störungen des Hormonhaushaltes
- Wechselwirkung und gegenseitige Verstärkung giftiger Metalle in den Zellen und Organen
- Vorbelastung des Immunsystems mit chronischen Infekten durch Viren, Bakterien (v. a. Borrelien), Pilze
- genetisch bedingte Veranlagung zu einer Krankheit

Die vielfältigen Einflüsse, die für die Giftigkeit von Metallen im menschlichen Körper mitverantwortlich sind, machen deutlich, dass man mit einfachen Dosis-Wirkungsbeziehungen die Problematik nicht qualifiziert beantworten kann. Somit sind Fragen nach dem ‚Wieviel' (siehe Kasten) nicht korrekt zu beantworten, wenn man die anderen möglichen Einflussfaktoren nicht berücksichtigt. Sicher ist es nahezu unmöglich immer alle Einflüsse zu erfassen, da diese individuell sehr unterschiedlich ausgeprägt sein können, wenn man deswegen jedoch alle Cofaktoren unter den Tisch fallen lässt, so wird man dem Wunsch nach bestmöglicher Gesundheit nicht gerecht werden.

Kritik am Tierversuch

Wer die Fülle an Faktoren berücksichtigt, die für die Giftigkeit eines Metalls ausschlaggebend sind, und seinen gesunden Menschenverstand benutzt, der wird rasch einsehen, wie fehlerhaft und unwissenschaftlich Tierversuche sein müssen, die klären sollen, welche Menge an Schwermetallen im täglichen Leben eines Menschen noch tolerierbar sind, und wann die krankheitsauslösende Wirkung beginnt. Es bestehen ja schon zwischen den einzelnen Menschen genetisch bedingte Unterschiede, die dazu führen, dass giftige Metalle gut, durchschnittlich oder schlecht entgiftet werden können. Dementsprechend besteht eine hohe, normale oder schlechte Toleranz gegenüber krankheitsauslösenden Metallen, die von Mensch zu Mensch verschieden ist. Wie groß muss dann erst der Unterschied zwischen Mensch und Tier sein? Dazu nur ein Beispiel: Zinn ist für die Ratte, eines der am häufigsten missbrauchten Versuchstiere, ein Wachstumsfaktor, für den Menschen hingegen, je nach Art der Zinnverbindung, mehr oder weniger giftig. Das Wissen um die Giftigkeit von Zinn für den Menschen stammt also aus der genauen Beobachtung des Menschen selbst, und nicht aus den Versuchen mit Ratten, die nur völlig falsche Erkenntnisse geliefert hätten. Außerdem äußern sich die Symptome einer Schwermetallvergiftung beim Menschen

häufig in Form von Müdigkeit, Kopfschmerzen, Konzentra-
tions- und Merkfähigkeitsstörungen, Übelkeit, Magen-Darm-
Problemen und Erbrechen. Diese Symptome können bei Tieren
nur sehr schwer oder gar nicht festgestellt werden, was Anlass
für eine Fülle von Fehlbeurteilungen
ist. Zudem treten einige Vergiftungserscheinungen nur bei einem kleinen,
empfindlichen Teil einer Bevölkerungsgruppe auf. Diese Vergiftungen

> Tierversuche sind grundsätzlich abzulehnen – entweder weil Mensch und Tier sich sehr ähnlich sind, oder weil sie sich sehr unähnlich sind.

können in einer Laborstudie nicht beobachtet werden. Das Problem der individuellen Empfindlichkeit trifft auch für die Beobachtung beim Menschen zu. Anders gesagt: Wenn 1.000 Menschen
die tägliche Schadstoffbelastung (noch) tolerieren, und nur einer
davon krank wird – wer hat dann recht? Statistisch gesehen fällt
der eine von tausend nicht ins Gewicht. Seine Krankheit lässt sich
statistisch gesehen nicht nachvollziehen, existiert somit auch nicht
und seine geklagten Beschwerden werden schnell als psychisch
bedingt abgetan. Er hat also Unrecht, weil er einer kleineren
Bevölkerungsgruppe zugehört, die auf Schwermetalle und andere
Umweltgifte in besonderer Weise reagiert. Das kann dann auch
alles mit zahlreichen Daten von sinnlosen Tierversuchen belegt
werden. Seine Beschwerden sind somit ‚wissenschaftlich nicht
bewiesen'. Ein schlagkräftiges Argument, dass oftmals jedweden
neuen Therapieansatz und Versuch, die Patienten zu verstehen
und ihnen zu helfen, bereits im Keim ersticken möchte. Doch wer
so argumentiert, der muss sich fragen lassen, wo sein gesunder
Menschenverstand geblieben ist und wann ihm sein Interesse am
Patienten abhanden gekommen ist. Was nützt es den Menschen,
die hochempfindlich auf jegliche Chemikalien reagieren, wenn sie
erfahren, dass sie statistisch nicht erfasst werden können?

Nachtrag

Die 15 Patientenberichte dieses Buches stehen beispielhaft für viele Hundert Patienten in Deutschland und für Tausende von Patienten weltweit, die Ähnliches berichten könnten. Wie schon mehrfach hingewiesen, handelt es sich um Einzelfälle, die neben der Schwermetallentgiftung zusätzlich mit weiteren unkonventionellen Methoden behandelt wurden, die sicher auch zur Heilung beigetragen haben. Die geschilderten Erfahrungen sind nicht ohne Weiteres auf andere Patienten mit den gleichen Beschwerden übertragbar. Dennoch gewähren diese Einzelfallberichte einen Einblick in das Spektrum der Krankheiten und Beschwerden, die durch die Belastung mit toxischen Metallen mit verursacht oder verstärkt werden können. Einige Hundert Ärzte therapieren auf der ganzen Welt zum Teil schon seit Jahrzehnten durch die Entgiftung von Schwermetallen. Dennoch ist dies bislang nur eine kleine Minderheit im Vergleich zu anderen Facharztgruppen. Umso erfreulicher ist es, dass dieses brisante Thema inzwischen auch vom Europarat aufgegriffen wurde:

Europarat ruft Mitgliedsländer auf, die Umweltbelastung durch Schwermetalle zu reduzieren

In der Resolution Nummer 1816 vom 27.05.2011 fordert die Parlamentarische Versammlung des Europarates alle Mitgliedsstaaten dazu auf, so viele toxische Metalle wie möglich aus der menschlichen Umwelt zu entfernen und ihre Bioakkumulation in der Natur sowie ihre Anreicherung in der Nahrungskette und im menschlichen Körper zu verhindern. In Bezug auf die giftigsten Schwermetalle, wie zum Beispiel Quecksilber, sollten die Mitgliedsstaaten den Gebrauch dieser Substanzen durch die Industrie, die Landwirtschaft und den medizinischen Sektor verbieten oder begrenzen – besonders den Gebrauch von Quecksilber in den zahnmedizinischen Amalgamen. Präventive gesundheitspolitische Maßnahmen zur Reduzierung der menschlichen Belastung durch diese schädlichen Substanzen haben nach Ansicht der Parlamentarier Priorität[102].

Das war wirklich neu – und in den Augen mancher Kenner der Materie eine kleine Revolution: Denn mit dieser Resolution stellte sich der Europarat auf die Seite der Verbraucher und derjenigen Mediziner und Wissenschaftler, die schon seit Jahrzehnten auf die gesundheitsschädlichen Auswirkungen von Quecksilber in Zahnfüllungen aufmerksam gemacht haben. Doch damit nicht genug, die Europa-Parlamentarier fordern eine möglichst weitreichende Entfernung toxischer Metalle aus der Umwelt und einen größtmöglichen Schutz des Menschen. Damit folgt die parlamentarische Versammlung des Europarates den Empfehlungen von Jean Huss, Abgeordneter aus Luxemburg und Berichterstatter des Europarats zu Fragen einer besseren Prävention umweltbedingter Erkrankungen und zur Frage der Gesundheitsbelastungen durch Schwermetalle. In seinem Bericht, den Jean Huss am 12.05.2011 vorgestellt hat, beruft er sich weitgehend auf eine Rede, die ich am 15.11.2010 vor dem Ausschuss für Soziales, Gesundheit und Familie im Büro des Europarates in Paris gehalten habe sowie auf mein Buch ‚Schwermetalle – Ursache für Zivilisationskrankheiten‘ und auf eine weitere Expertenanhörung vor dem Unterausschuss für Gesundheit vom 23.03.2011.

Meine Rede vom 15.11.2010 habe ich als Powerpoint Präsentation gehalten, mit ausführlichen Quellenangaben zu allen vorgestellten Fakten. Anschließend erfolgte eine ca. einstündige Aussprache, in der Fragen beantwortet wurden. Im Folgenden können Sie die Rede nachlesen, um die logischen und durch viele Studien fundierten Gedankengänge nachzuvollziehen, die letztlich bei der Resolution vom 27.05.2011 berücksichtigt wurden:

„Guten Morgen, sehr geehrte Mitglieder des Ausschusses für Soziales, Gesundheit und Familie des Europarates!

Ich bedanke mich für die Einladung und freue mich, Ihnen heute einiges über die Auswirkungen von potentiell toxischen Metallen auf die menschliche Gesundheit und die damit verbundenen Risiken erzählen zu dürfen.

Die Amerikanische Umweltbehörde EPA und die Agentur für Toxische Substanzen (ATSDR) haben im Auftrag der amerikanischen Regierung eine Liste von Substanzen erstellt, die für den Menschen besonders schädlich sind. Die Priorität mit der eine Substanz auf dieser Liste erscheint, richtet sich danach, wie häufig die Substanz in der Umwelt vorkommt, wie leicht ein Mensch damit in Kontakt kommen kann und wie giftig diese Substanz ist. Gemäß dieser Liste ist das Halbmetall Arsen die schädlichste Substanz auf der Erde, gefolgt von den Schwermetallen Blei und Quecksilber. Weitere Metalle, die sich auf dieser Liste finden, sind Cadmium, Nickel, Chrom, Methylquecksilber, Kupfer, Palladium und Silber. Erst gegen Ende der Liste taucht z. B. das bekannte Formaldehyd auf, dessen Schädlichkeit um einiges geringer ist als die der Schwermetalle. Nun stellt sich die Frage „Was macht Schwermetalle so gefährlich?" Die Antwort besteht aus mehreren Aspekten:

1. *Verschiedene Metalle kommen häufig im täglichen Leben vor.*

2. *Diese Metalle können im menschlichen Körper akkumulieren.*

3. *Es gibt wahrscheinlich keine sicheren Grenzwerte, wenn eine Mehrfachbelastung mit unterschiedlichen, potentiell toxischen Metallen auf den Menschen einwirkt.*

4. *Metalle haben viele unterschiedliche toxische und immunologische Effekte.*

5. *Metalle haben vielfältige Interaktionen miteinander.*

6. *Die üblichen diagnostischen Maßnahmen sind nicht dazu geeignet eine chronische Metallbelastung zu diagnostizieren.*

7. *Der Einfluss toxischer Metalle auf die menschliche Gesundheit wird meist ignoriert und unterschätzt.*

Die Häufigkeit, mit der Metalle im täglichen Leben vorkommen, zeigen folgende Beispiele:

- *Im Trinkwasser findet man Arsen, Barium, Cadmium, Chrom, Blei, Kupfer, Quecksilber, Nickel, Thallium, Antimon und Beryllium.*

- *In Lebensmitteln finden Metalle als Zusatzstoffe Verwendung. Dazu zählen Kupfer (E141), Titandioxid (E171), Eisen (E172), Aluminium (E173, E520, E521, E522, E523), Silber (E174) und Gold (E175).*

- *Im Fisch findet man Methylquecksilber, Arsen und Cadmium.*

- *Durch chemische Düngemittel reichert sich Cadmium in der Nahrungskette an.*

- *Als Zahnmaterial wird leider immer noch Amalgam verwendet, welches aus Kupfer, Quecksilber und Zinn besteht. Auch Silber, Gold, Kobalt, Chrom, Indium, Palladium, Platin, Zinn und Titan werden in der Zahnheilkunde eingesetzt.*

- *In Kosmetika befinden sich Aluminium, Blei, Quecksilber und Titan.*

- *Durch Zigarettenrauch gelangen Blei und Cadmium in den Körper.*

Obwohl diese Aufzählung unvollständig ist, zeigen diese wenigen Beispiele doch, dass Schwermetalle im täglichen Leben sehr häufig vorkommen und ein Mensch sehr leicht in Kontakt mit diesen potentiell giftigen Substanzen kommen kann.

Es gibt verschiedene Aussagen von Toxikologen aus unterschiedlichen Ländern, die berechnet haben, wie hoch die tägliche durchschnittliche Aufnahme von Schwermetallen aus Nahrung, Wasser und Luft ist. Prof. Reichl aus München sagt, dass täglich 11 µg Arsen, 200 µg Blei, 50 µg Cadmium, 500 µg Nickel und 8 bis 16 µg Quecksilber aufgenommen werden. Die Zahlen der Portugiesen Llobet und Falco weichen davon etwas ab. Dies ist auf unterschiedliche Ernährungs- und Umwelteinflüsse zurückzuführen. So isst man in Portugal sicherlich mehr Fisch, weshalb die durchschnittliche Arsenaufnahme mit 223 µg höher ist als in Deutschland wo Prof. Reichl lebt. Das Gleiche gilt für Quecksilber, das von den Portugiesen mit 21 µg pro Tag angegeben wird.

Auch wenn die Berechnungen etwas unterschiedlich sind, so ist doch die gemeinsame Aussage dieser Untersuchungen von Toxikologen aus verschiedenen europäischen Ländern, dass wir es täglich nicht nur mit einem potentiell toxischen Metall, sondern mit mehreren gleichzeitig zu tun haben, die in unterschiedlicher Konzentration in Lebensmitteln, Genussmitteln, Wasser und Luft vorkommen können. Die Gefahr, dass diese Metalle sich im menschlichen Körper anreichern können, ist seit Langem bekannt. Zahlen aus dem Jahr 1984 zeigen, dass ein durchschnittlicher 70 kg schwerer Mensch 100 mg Aluminium, 14 mg Arsen, 80 mg Blei, 30 mg Cadmium,

4 mg Quecksilber, 10 mg Titan und 30 mg Zinn gespeichert hat. Was bei dieser Auswertung nicht berücksichtigt wurde, ist die Tatsache, dass noch mehr Metalle im täglichen Leben vorkommen, die ebenfalls im menschlichen Körper akkumulieren können. Dazu zählen z. B. Nickel und Barium. Somit ist die tatsächliche durchschnittliche Gesamtbelastung eines Menschen nur schwer vorauszusagen. Selbst der medizinische Dienst der Krankenkassen in Bayern kommt in einem sozialmedizinischen Gutachten aus dem Jahr 2009 zu dem Schluss, dass bei allen, insbesondere älteren Menschen im europäischen Raum, von einer Schwermetallbelastung durch Ernährung und Inhalation von Schadstoffen ausgegangen werden muss.

Die toxischen Effekte von Schwermetallen werden oft übersehen, da der Beobachtungszeitraum zu kurz ist. Wenn eine hohe Konzentration eines giftigen Stoffes auf einen Menschen einwirkt, so kann nach einer kurzen Zeit eine Wirkung beobachtet werden. Der Nachweis, dass eine Substanz giftig ist, ist dadurch leicht möglich. Die Habersche Regel jedoch besagt, dass auch bei geringen Konzentrationen nach entsprechend langer Expositionszeit toxische Effekte auftreten. Diese Expositionszeit kann bei akkumulierenden Giften wie z. B. Blei, Quecksilber und allen krebserregenden Substanzen Jahre und Jahrzehnte betragen. Deswegen stellt sich die Frage, ob bei der chronisch niedrig dosierten Zufuhr von verschiedenen Metallen auf lange Zeit sichere Grenzwerte bestehen. Dass dies bezweifelt werden kann, zeigen Studien verschiedener Wissenschaftler. Die Amerikanerin E. F. Madden hat in einer Übersichtsarbeit über die Bedeutung von kombinierten Metallinteraktionen bei der Entstehung von metallbedingten Krebserkrankungen betont, dass die Wechselwirkungen mehrerer Metalle größer sein können, als die Summe der Einzeleffekte der jeweiligen Metalle. Ergänzend weisen ungarische Wissenschaftler in einer Studie aus dem Jahr 2006 darauf hin, dass eine geringe, unschädliche Menge Blei kombiniert mit einer geringen unschädlichen Menge

Quecksilber oder Cadmium gemeinsam doch giftig sein können. Die Autoren kommen zu dem Schluss, dass bei der Exposition gegenüber mehreren Stoffen Grenzwerte wahrscheinlich unwirksam sind. Metalle haben toxische und immunologische Effekte, die in vielen Hundert Studien beschrieben worden sind. Dazu zählen die Bildung von freien Radikalen, die erhöhte Bildung von Stickoxid, die Fähigkeit essentielle Mineralien und Spurenelemente zu verdrängen, die Bildung von Entzündungsmediatoren und die damit verbundenen Organschädigungen. Als Beispiel möchte ich näher auf den Zusammenhang zwischen Blei und Herz-Kreislauf-Erkrankungen eingehen. Im März 2007 wurde von der amerikanischen Umweltbehörde eine Studie veröffentlicht, die eine positive Korrelation zwischen einer niedrig dosierten chronischen Bleibelastung und dem Auftreten von hohem Blutdruck und Herz-Kreislauf-Erkrankungen bestätigt. Die Autoren führen aus, dass in den letzten Jahrzehnten sehr viele Studien diesen Zusammenhang belegen. Weiter gehen sie darauf ein, dass nach neuesten Erkenntnissen die blutdruck- und herzkreislaufschädigende Wirkung von Blei bereits bei deutlich geringeren Konzentrationen auftritt als bisher gedacht. Sie fordern dazu auf, dass vom öffentlichen Gesundheitswesen Maßnahmen entwickelt und eingeführt werden, um die Bleibelastung von Erwachsenen weiter zu reduzieren. Somit bestätigt also die amerikanische Umweltbehörde, dass eine chronisch niedrig dosierte Bleibelastung ein Risikofaktor für hohen Blutdruck und Gefäßerkrankungen ist, ähnlich wie Stress oder Fettstoffwechselstörungen. Doch leider wird dies fast vollständig ignoriert. Die Bleibelastung eines Blutdruckpatienten wird einfach nicht gemessen und folglich auch nicht behandelt, obwohl dies ein bekannter Risikofaktor ist. Dies finde ich ungerecht und unwissenschaftlich.

Doch nicht nur Blei, sondern eine ganze Reihe weiterer Metalle haben eine schädliche Wirkung auf Herz und Blutgefäße. Beispiels-

weise gibt es seit über 30 Jahren eine Reihe von Studien, die einen Zusammenhang zwischen einer chronischen Quecksilberbelastung und Herz-Kreislauf-Erkrankungen aufzeigen. So gibt es Untersuchungen aus Spanien aus dem Jahr 2007, aus Norwegen aus dem Jahr 2004, aus Grönland und Dänemark aus dem Jahr 2005, aus Finnland aus dem Jahr 1989, 1995 und 2007 sowie aus Amerika aus dem Jahr 1990 und aus Polen aus dem Jahr 2007 – um nur einige zu nennen, die eine Verbindung zwischen Quecksilber, das einerseits aus Amalgam-Füllungen andererseits aber auch aus dem Konsum von Fisch stammen kann, und dem Auftreten von Gefäß- und Herz-Kreislauf-Schäden belegen. Es ist also bekannt, dass Blei und Quecksilber jedes für sich oder auch durch gemeinsame Wirkungen Herz und Gefäße schädigen können. Weitere Forschungsergebnisse zeigen, dass noch eine ganze Reihe anderer Metalle diese Fähigkeit besitzen. Dazu zählen das Halbmetall Arsen sowie Cadmium, Barium, Aluminium, das Kontrastmittel Gadolinium und Nanopartikel – wie Zinkoxid und Yttriumoxid. Dies macht deutlich, dass einfache Ursache-Wirkungsbeziehungen wie z. B. ‚eine gewisse Menge Quecksilber macht hohen Blutdruck' oder ‚eine gewisse Menge Blei macht immer eine gewisse Menge Gefäßverkalkungen' sehr schwierig ist, da verschiedene Metalle in unterschiedlicher Konzentration gemeinsam die Organe wie z. B. Herz und Gefäße schädigen können.

Metalle haben mehrere zytotoxische Effekte. Dazu zählen die Schädigung von Zellmembranen, die Schädigung von Hormonrezeptoren, die Schädigung des Zellkernes und der DNA und die Schädigung der energiebildenden Mitochondrien. Darüber hinaus haben die Metalle auch immunologische Effekte, die in chronisch-entzündliche Prozesse, immunsupressive oder allergische Effekte münden. Diese giftigen und entzündungsfördernden Eigenschaften der Metalle machen sie zu Risikofaktoren für sehr viele menschliche Krankheiten.

Dazu zählen

- *die bereits erwähnten Herz-Kreislauf-Erkrankungen, wie hoher Blutdruck, Arteriosklerose, Herzinfarkt, die periphere arterielle Verschlusskrankheit, die koronare Herzerkrankung, die Carotisstenose und der Schlaganfall,*
- *Störungen des Immunsystems wie Allergien, Autoimmunerkrankungen, chronische Infektionen und Krebserkrankungen,*
- *Erkrankungen des zentralen Nervensystems wie der Morbus Alzheimer, Morbus Parkinson, multiple Sklerose, Demenz, Autismus, das ADS- und ADHS-Syndrom,*
- *psychische Beschwerden wie Depressionen, bipolare Störungen und Schizophrenien*
- *hormonelle Krankheiten wie Diabetes oder Schilddrüsenüber- bzw. -unterfunktion, sowie*
- *bislang schwer einzuordnende Beschwerden wie z. B. chronische Müdigkeit (CFS), das chronische Schmerzsyndrom (FMS) oder die multiple chemische Sensibilität (MCS).*

Liebe Mitglieder des Ausschusses für Soziales, Gesundheit und Familie, es ist mir in der zur Verfügung stehenden Redezeit nur möglich, einen kleinen Überblick und Einblick in die Fülle von Forschungsergebnissen und Erkenntnissen zu geben, die die Auswirkungen der Metalle auf die menschliche Gesundheit deutlich machen. Ich möchte betonen, dass dies nicht nur theoretische Erkenntnisse oder Studienergebnisse sind, und Ihnen dies an einer Liste von Krankheitsbildern zeigen, die durch eine Therapie der zugrunde liegenden Schwermetallbelastung erfolgreich behandelt werden konnten. Dazu zählen hoher Blutdruck, der nach der Behandlung auch ohne Medikamente stabil bleibt, Arteriosklerose, cerebrovaskuläre Insuffizienz, Schlaganfall, Fibromyalgie, chronisches Müdigkeitssyndrom, chronische Schmerzen, chronische Infektionen (Borreliose, EBV, Candida), primär biliäre Zirrhose, Multiple Sklerose, Depressionen, Allergien, Neurodermitis, Autoimmunerkrankungen und Krebs. Es handelt sich hierbei um Patienten, die aufgrund ihrer Erkrankung zum Teil arbeitsunfähig waren und nach erfolgter Diagnose und Behandlung ihrer Schwermetallbelastung wieder arbeitsfähig wurden. Obwohl, dies nur eine kleine und unvollständige Aufzählung ist, macht sie doch deutlich, welches Potential in der gründlichen Diagnostik und Therapie von chronischen Schwermetallbelastungen liegt.

Ich möchte noch daraufhin weisen, dass das EU-Weißbuch zur Chemikalienpolitik aus dem Jahr 2001 besagt, dass bei Vorliegen zuverlässiger wissenschaftlicher Hinweise, dass ein chemischer Stoff nachteilige Auswirkungen auf die Gesundheit des Menschen und die Umwelt haben könnte, die politische Entscheidungsfindung auf dem Prinzip der Vorsorge fußen muss, um Schäden zu verhüten, auch wenn noch Ungewissheiten über die genauere Art und Schwere der möglichen Schäden besteht. Dies sollte nicht nur für chemische Stoffe, sondern auch für Schwermetalle Gültigkeit haben.

Zusammenfassend darf ich noch einmal betonen, dass potentiell toxische Metalle schädlich sind für grundlegende Zellfunktionen. Aufgrund ihrer Häufigkeit, Toxizität und des Ausmaßes des Kontaktes mit dem Menschen gehören sie zu den schädlichsten Substanzen weltweit. Schwermetalle können jede Zivilisationskrankheit auslösen oder verstärken. Deswegen bleibt zu fordern, dass die Diagnose und Behandlung von chronischen Schwermetallbelastungen zu den Basistherapien für die Behandlung und Vorbeugung chronischer Krankheiten gehören sollte. Darin liegt ein großes Potential für die Volksgesundheit, das bisher noch viel zu wenig beachtet wird.

Ich danke Ihnen für Ihre Aufmerksamkeit und stehe Ihnen für Ihre Fragen zur Verfügung."

Soweit meine Ausführungen vom 15. November 2010. Wie
aktuell die Problematik ist, wurde zumindest annähernd an den
Patientenbeispielen deutlich. Wie und in welchem Ausmaß der
Beschluss der parlamentarischen Versammlung des Europarates von den Mitgliedsländern umgesetzt wird, bleibt abzuwarten.
Besser ist es natürlich nicht nur zu warten, sondern durch Nach-
fragen, fundierte Beiträge und Empfehlungen bis hin zu berech-
tigten Forderungen, die Verantwortlichen in den einzelnen Mitgliedsstaaten immer wieder auf die Umsetzung der Resolution
vom 27.05.2011 hinzuweisen. Dies würde den Menschen, der
Natur und den Tieren zugutekommen. Am Ende meiner Rede
vor dem Sozialausschuss des Europarates habe ich darauf hingewiesen, dass in der Diagnose und Behandlung von chronischen
Schwermetallbelastungen ein großes Potential für die Volksgesundheit liegt, das bisher noch viel zu wenig beachtet wird. Dazu
noch einige Überlegungen: In Deutschland leiden schätzungsweise 300.000 Menschen am Chronischen Erschöpfungssyndrom.
Die Leidensgeschichte der Patienten ist oft gekennzeichnet von
der frustrierenden Suche nach der Ursache und der geeigneten
Therapie. Das kostet Geduld, Zeit, Energie und Geld. Durch die
Arztkontakte, Untersuchungen, Laborkosten, Therapieversuche,
Arbeitsausfälle, Kur- und Rehabilitationsmaßnahmen und nicht
selten die frühzeitige Berentung, entstehen dem Einzelnen und
der Gemeinschaft hohe Kosten. Angesichts der Leidensgeschichte
und der damit verbundenen Kosten, sollte man froh sein über
positive Erfahrungen und erfolgreiche neue Therapieansätze, die
auch für andere Patienten wegweisend sein können. Der Ruf nach
großangelegten Studien, um die Einzelberichte statistisch weiter-
gehend zu erforschen, mag seine Berechtigung haben, darf aber
nicht dazu dienen, den positiv erlebten Einzelfall als unbedeutend
für die Allgemeinheit der Patienten abzutun. Mathematik und

Statistik dürfen nicht über die Erfahrung des medizinischen All-
tags gestellt werden. Das würde viele sinnvolle innovative Therapieansätze zunichtemachen. Unter diesen Gesichtspunkten sollte
man auch die in diesem Buch vorgestellten Einzelfallberichte
sehen. Die positiven Erfahrungen der Patienten, die hier zu Wort
kamen, wurden im Laufe der Behandlung ihrer chronischen multiplen Schwermetallbelastungen möglich. Sicherlich sind es Einzelfälle, die man nicht verallgemeinern kann, man kann sie aber
ebenso wenig unter den Tisch fallen lassen. Es gibt in Deutschland
und in der ganzen Welt viele Millionen Menschen, die unter den
gleichen Krankheiten leiden, wie die für dieses Buch interview-
ten Patienten. Welche Möglichkeiten sich für die Gesundheit des
Einzelnen und welche Chancen zur Kostenreduzierung für die
Allgemeinheit sich ergeben könnten, wenn die Behandlung von
Schwermetallbelastungen weiter verbreitet wäre, bleibt eine span-
nende Frage.

Peter Jennrich

Facharzt für Allgemeinmedizin und Naturheilverfahren
Direktor des International Board of Clinical Metal Toxicology
Wissenschaftlicher Berater der Deutschen Ärztegesellschaft
für klinische Metalltoxikologie

Literatur- und Quellenangaben

1 Zasorin, B. V.; Moldashev, Zh. A.; Karimov, T. K.; Mamyrbaev, A. A.; Sabyrakhmetova, V. M.: [Correlation of allergies in population with environmental pollution with heavy metals (as exemplified by hexavalent chromium)]. [Article in Russian].Gig Sanit, 1994, 7: 41 – 43

2 Guallar, E.; Sanz-Gallardo, M. I. et al.: 'Mercury, fish oils, and the risk of myocardial infarction', .New England Journal of Medicine, 2002, 347(22): 1747 – 1754

3 Bernard, S.; Enayati, A.; Redwood, L. et al.: 'Autism: a novel form of mercury poisoning', Medical Hypotheses, 2001, 56(4): 462 – 471

4 Al-Saleh, I.; Shinwari, N.: 'Levels of cadmium, lead, and mercury in human brain tumors', Biological Trace Element Research, 2001, 79(3): 197 – 203

5 Martin, M. B.; Reiter, R. et al.: 'Estrogen-like activity of metals in MCF-7 breast cancer cells', Endocrinology, 2003, Jun;144(6): 2425 – 2436

6 Bouchard, M. F.; Bellinger, D. C.; Weuve, J. et al.: 'Blood lead levels and major depressive disorder, panic disorder, and generalized anxiety disorder in US young adults', Arch Gen Psychiatry (United States), 2009, 66(12): 1313 – 1319

7 Chiou, H. Y.; Huang, W. I. et al.: 'Dose-response relationship between prevalence of cerebrovascular disease and ingested inorganic arsenic', Stroke, 1997; 28(9): 1717 – 1723

8 Swaddiwudhipong, W.; Mahasakpan, P. et al.: 'Correlations of urinary cadmium with hypertension and diabetes in persons living in cadmium-contaminated villages in northwestern Thailand: A population study', Environmental Research, 2010, 110(6): 612 – 616

9 Mutter, J. und Naumann, J.: ,Multiple Sklerose und Schwermetalle: ein ärztliches Gutachten', 2007
http://www.amalgam-informationen.de/dokument/Mutter_Arztbericht_MS.pdf

10 Martorell, I.; Perello, G. et al.: 'Human Exposure to Arsenic, Cadmium, Mercury, and Lead from Foods in Catalonia, Spain: Temporal Trend' [epub ahead of print], Biolical Trace Element Research, 2011, 142(3): 309 – 322

11 Sharrett, A. R.; Carter, A. P.; Orheim, R. M.; Feinleib, M.: 'Daily intake of lead, cadmium, copper, and zinc from drinking water: The Seattle Study of Trace Metal Exposure', Environmental Research, 1982; 28(2): 456 – 475

12 Tripathi, R. M.; Raghunath, R.; Sastry, V. N.; Krishnamoorthy, T. M.: 'Daily intake of heavy metals by infants through milk and milk products', Science of Total Environment, 1999, 227(2-3): 229 – 235

13 Clarkson, T. W.: 'Metal toxicity in the central nervous system', Environmental Health Perspectives, 1987, 75: 59 – 64

14 Aposhian, H. V.: 'DMSA and DMPS – water soluble antidotes for heavy metal poisoning', Annual Review of Pharmacological Toxicology, 1983, 23: 193 – 215

15 Rosenberg, R.N.: 'Metal chelation therapy for Alzheimer disease', Archives of Neurology, 2003, 60(12): 1678 – 1679

16 Murozumi, M.; Chow, T. J.; Patterson, C. C.: 'Chemical concentrations of pol-
lutant lead aerosols, terrestrial dusts and sea salts in Greenland and Antarctic
snow strata', Geochimistry Cosmochimistry Acta, 1969, 33: 1247

17 Medizinischer Dienst der Krankenkassen (MDK) Bayern (Hrsg.) (2009):
Sozialmedizinisches Gutachten, 17.03.2009: 3 (nicht öffentlich)

18 Merian, E.: ‚Metalle in der Umwelt – Verteilung, Analytik und biologische
Relevanz', Verlag Chemie, Weinheim, 1984

19 Madden, E. F.: 'The role of combined metal interactions in metal carcinogenesis:
a review', Reviews of Environmental Health (Israel), 2003, 18(2): 91 – 109

20 Institoris, L.; Kovacs, D.; Kecskemeti-Kovacs, I. et al.: 'Immunotoxicological
investigation of subacute combined exposure with low doses of Pb, Hg and Cd
in rats', Acta of Biology Hungary, 2006, 57(4): 433 – 439

21 Jennrich, P.: ‚Schwermetalle – Ursache für Zivilisationskrankheiten',
CO'MED VerlagsgesellschaftmbH, Hochheim, 2007

22 Prof. Dr. med. Werner Scherbaum, Deutsches Diabetes-Zentrum an der
Heinrich-Heine-Universität Düsseldorf;
http://www.diabetes-heute.uni-duesseldorf.de

23 WHO: World Cancer Report 2003.
http://www.iarc.fr/en/publications/pdfs-online/wcr/20003/

24 http://www.destatis.de

25 http://de.wikipedia.org/wiki/Arsen

26 CED: Amalgam ist ein sicherer und wirksamer Füllstoff, KZV aktuell, RLP
Dezember/Januar 2010/11, S. 52/53

27 Jennrich, P.: ‚Schwermetalle – Ursache für Zivilisationskrankheiten',
CO´MED VerlagsgesellschaftmbH, Hochheim, 2007

28 http://www.nabu.de/m06/m06_08/03355.html

29 http://www.greifvogel.com/greifvogelschutz/index.htm

30 Mende, A.: ‚Vitamin-D-Mangel ist weit verbreitet', PHARMAZEUTISCHE
ZEITUNG online, 2012, http://www.pharmazeutische-zeitung.de/index.
php?id=3629

31 Zylka-Menhorn, V.: ‚Europäischer Kardiologenkongress: Prävention ist nicht
(nur) Privatsache', Deutsches Ärzteblatt, 2007, 104(37): A-2465 / B-2181 /
C-2113

32 http://www.helmholtz-muenchen.de/kora/informationen-fuer-interessierte-
und-patienten/herzinfarkt/index.html

33 Minami, T.; Tohno, S.; Utsumi, M.; Moriwake, Y.; Yamada, M. O.; Tohno, Y.:
'Selective accumulations of aluminum in five human arteries', Biological Trace
Element Researchm 2001, 79(1): 29 – 38

34 Guallar, E.; Sanz-Gallardo, M. I.; van't Veer, P. et al.: 'Mercury, fish oils, and
the risk of myocardial infarction', New England Journal of Medicine (United
States), 2002, 347(22): 1747 – 1754

35 http://www.sueddeutsche.de/leben/warnung-vor-quecksilber-im-speisefisch-die-
schleichende-vergiftung-1.926991

36 Boffetta P, Sallsten G, Garcia-Gomez M, et al. (2001). Mortality from cardiovascular diseases and exposure to inorganic mercury', Occupy
Environmental Medicine (England), 58(7): 461 – 466

37 You, C. H.; Kim, B. G.; Kim, J. M.; Yu, S. D.; Kim, Y. M.; Kim, R. B.; Hong,
Y. S.: 'Relationship between blood mercury concentration and waist-to-hip
ratio in elderly Korean individuals living in coastal areas', Journal of Preven-
ting Medicine and Public Health, 2011, 44(5): 218 – 225

38   Salonen, J. T.; Seppanen, K.; Nyyssonen, K. et al.: 'Intake of mercury from fish, lipid peroxidation, and the risk of myocardial infarction and coronary, cardiovascular, and any death in eastern Finnish men', Circulation (United States), 1995, 91(3): 645 –655

39   Salonen, J. T.; Seppanen, K.; Lakka, T. A. et al.: 'Mercury accumulation and accelerated progression of carotid atherosclerosis: a population-based prospective 4-year follow-up study in men in eastern Finland', Atherosclerosis (Ireland), 2000, 148(2): 265 – 273

40   Lorimer, G.: 'Saturnine gout, and its distinguishing marks', British Medical Journal, 1886, 2: 163

41   Batuman, V.; Landy, E.; Maesaka, J. K.; Wedeen, R. P.: ,Contribution of lead to hypertension with renal impairment', New England Journal of Medicine, 1983, 7;309(1): 17 – 21

42   Pocock, S. J.; Shaper, A. G.; Ashby, D.; Delves, H. T.; Clayton, B. E.: 'The relationship between blood lead, blood pressure, stroke, and heart attacks in middle-aged British men', Environmental Health Perspectives, 1988, 78: 23 – 30

43   Møller, L.; Kristensen, T. S.: 'Blood lead as a cardiovascular risk factor', American Journal of Epidemiology, 1992, 136: 1091 – 1100

44   Navas-Acien, A.; Guallar, E.; Silbergeld, E. K. et al.: 'Lead exposure and cardiovascular disease – a systematic review', Environmental Health Perspectives, 2007, 115(3): 472 – 482

45   Hancke, C.; Flytlie, K.: 'Benefits of EDTA Chelation Therapy in Arteriosclerosis: A Retrospective Study of 470 Patients', Journal of Advanced Medical Instruments; 1993, 6(3): 161 – 171

46   Olszewer, E.; Carter, J. P.: 'EDTA chelation therapy: a retrospective study of 2.870 patients', Journal of Advanced Medical Instruments, 1989, 2: 197 – 211

47   Chappell, L. T.; Stahl, J. P.: 'The correlation between EDTA chelation therapy and improvement in cardiovascular function: A meta-analysis', Journal of Advanced Medical Instruments, 1993, 6(3): 139 – 160

48   Bromet, E.; Andrade, L. H. et al.: 'Cross-national epidemiology of DSM-IV major depressive episode', BioMedCentral Medicine, 2011, 26;9: 90

49   Rajan, P.; Kelsey, K. T.; Schwartz, J. D. et al.: ,Lead burden and psychiatric symptoms and the modifying influence of the delta-aminolevulinic acid dehydratase (ALAD) polymorphism: the VA Normative Aging Study', American Journal of Epidemiology (United States), 2007, 166(12): 1400 – 1408

50   Beseler, C. L.; Stallones, L.; Hoppin, J. A. et al.: ,Depression and pesticide exposures among private pesticide applicators enrolled in the Agricultural Health Study', Environmental Health Perspectives (United States), 2008, 116(12): 1713 –1719

51   Bouchard, M. F.; Bellinger, D. C.; Weuve, J. et al.: 'Blood lead levels and major depressive disorder, panic disorder, and generalized anxiety disorder in US young adults', Archives General Psychiatry (United States), 2009, 66(12): 1313 – 1319

52   Genuis, S. J.: 'Toxic causes of mental illness are overlooked', Neurotoxicology (Netherlands), 2008, 29(6): 1147 – 1149

53   Yirmiya, R.; Pollak, Y. et al.: 'Illness, cytokines, and depression', Annual New York Academy of Science (United States), 2000, 917: 478 – 487

54   Maes, M.; Berk, M.; Goehler, L.; Song, C.; Anderson, G.; Gałecki, P.; Leonard, B.: 'Depression and sickness behavior are Janus-faced responses to shared inflammatory pathways', BioMedCentral Medicine, 2012, 29;10: 66

55 Toscano, C. D.; McGlothan, J. L.; Guilarte, T. R.: 'Lead exposure alters cyclic-AMP response element binding protein phosphorylation and binding activity in the developing rat brain', Brain Research, 2003, 145(2): 219 – 228

56 Bremner, J. D.: 'The relationship between cognitive and brain changes in post-traumatic stress disorder', Annual New York Academy of Science, 2006, 1071: 80 – 86

57 Karestan, C.; Koenen, B.; Hitsman, M.; Lyons, J. et al.: ,A Twin Registry Study of the Relationship Between Posttraumatic Stress Disorder and Nicotine Dependence in Men', Archives of General Psychiatry, 2005, 62: 1258 – 1265

58 Grandjean, P.: 'Regional distribution of lead in human brains', Toxicological Letters (Netherlands), 1978, 2(1): 65 – 69

59 Bremner, J. D.: 'The relationship between cognitive and brain changes in post-traumatic stress disorder', Annual New York Academy of Science, 2006, 1071: 80 – 86

60 Nordberg, G. F.; Fowler, B. A.; Nordberg, M.; Friberg, L. T.: ,Handbook on the toxicology of metals', Third Edition, Academic Press Elsevier, Burlington – London – San Diego, 2007

61 Madden, E. F.: 'The role of combined metal interactions in metal carcinogenesis: a review', Reviews of Environmental Health (Israel), 2003, 18(2): 91 – 109

62 zitiert in : Ruesch H.: ,Nackte Herrscherin – Das Manifest gegen Tierversuche', Lizenzausgabe, 1984, mit freundlicher Genehmigung der Edition Hirthammer © 1978; S.377

63 Ries, L. A. G.; Eisner, M. P.; Kosary, C. L. et al. (eds.): ,SEER Cancer Statistics Review, 1975–2000', National Cancer Institute, 2003

64 Dossier: Mit Biotechnologie gegen Krebs, eine Initiative des Bundesministeriums für Bildung und Forschung, 2012, http://www.biotechnologie.de/BIO/Navigation/DE/Hintergrund/themendossiers,did=64896.html

65 WHO: 'Health risks of heavy metals from long-range transboundary air pollution', World Health Organization, 2007

66 Martell, A. E. et al.: 'Chemistry and Metabolism of Metals Relevant to Their Carcinogenicity', Environmental Health Perspectives, 1981, 40: 27 – 34

67 Hartwig, A.: 'Role of DNA repair inhibition in lead- and cadmium-induced genotoxicity: a review', Environmental Health Perspectives, 1994, 102: 45 – 50

68 Hartwig, A.; Asmuss, M. et al.: 'Interference by Toxic Metal Ions with DNA Repair Processes and Cell Cycle Control: Molecular Mechanisms', Environmental Health Perspectives, 2002, 110: 797 – 799

69 Vimercati, L. et al.: 'Monocyte-macrophage system and polymorphonuclear leukocytes in workers exposed to low levels of metallic mercury', Science of Total Environment, 2001, 270(1-3): 157 – 163

70 Skoczyska, A.; Poreba, R.; Sieradzki, A. et al.: [The impact of lead and cadmium on the immune system], Review, Polish, Medical Press, 2002; 53(3): 259 – 264

71 Zhou, B.; Lü, S. et al.: [Study on some metal elements levels and the T lymphocyte subset of the peripheral lymphocytes in patients with nasopharyngeal carcinomas], Chinese, Lin Chuang Er Bi Yan Hou Ke Za Zhi, 2001, (11): 503 – 504

72 Rebbeck, T. R.: 'Molecular epidemiology of the human glutathione S-transferase genotypes GSTM1 and GSTT1 in cancer susceptibility', Cancer Epidemiology Biomarkers Prev., 1997, 6(9): 733 – 743

73 Martin, M. B.; Reiter, R. et al.: ‚Estrogen-like activity of metals in MCF-7 breast cancer cells', Endocrinology, 2003,144(6): 2425 – 2436

74 Haga, A.; Nagase, H.; Kito, H.; Sato T.: 'Enhanced invasiveness of tumour cells after host exposure to heavy metals', European Journal of Cancer, 1996, 32A(13): 2342 – 2347

75 Chiu, H. F.; Ho, S. C.; Yang, C. Y.: 'Lung cancer mortality reduction after installation of tap-water supply system in an arseniasis-endemic area in Southwestern Taiwan', Lung Cancer, 2004, 46(3): 265 – 770

76 Yang, C. Y.; Chiu, H. F.; Wu, T. N.; Chuang, H. Y.; Ho, S. C.: 'Reduction in kidney cancer mortality following installation of a tap water supply system in an arsenic-endemic area of Taiwan', Archives of Environmental Health, 2004, 59(9): 484 – 488

77 Liehr, J. G.; Jones, J. S.: 'Role of iron in estrogen-induced cancer', Current Medical Chemistry, 2001, 8(7): 839 – 849

78 Silbernagel, St.; Despopoulos, A.: 'Taschenatlas Physiologie', Thieme-Verlag, Stuttgart New York, 7.Auflage, 2007

79 Frenkel, K.; Karkoszka, J. et al.: ‚Occupational exposures to Cd, Ni, and Cr modulate titers of antioxidized DNA base autoantibodies', Environmental Health Perspectives, 1994, 102: 221 – 225

80 El-Fawal, H. A.; Waterman, S. J.; De Feo, A.; Shamy, M. Y.: 'Neuroimmunoto-xicology: humoral assessment of neurotoxicity and autoimmune mechanisms', Environmental Health Perspectives, 1999, 107: 767 – 775

81 El-Fawal, H. A.; Waterman, S. J.; De Feo, A.; Shamy, M. Y.: 'Neuroimmunoto-xicology: humoral assessment of neurotoxicity and autoimmune mechanisms', Environmental Health Perspectives, 1999, 107: 767 – 775

82 Conradi, S.; Ronnevi, L. O.; Nise, G.; Vesterberg, O.: 'Abnormal distribution of lead in amyotrophic lateral sclerosis-reestimation of lead in the cerebrospinal fluid', Journal of Neurological Science, 1980, 48(3): 413 – 418

83 Kamel, F.; Umbach, D. M.; Hu, H.; Munsat, T. L.; Shefner, J. M.; Taylor, J. A.; Sandler, D. P.: ‚Lead exposure as a risk factor for amyotrophic lateral sclero-sis', Neurodegenerative Diseases, 2005, 2(3-4): 195 – 201

84 Elves, M. W.; Wilson, J. N.; Scales, J. T. et al.: 'Incidence of metal sensitivity in patients with total joint replacements', British Medical Journal, 1975, 4(5993): 376 – 378

85 Zitat in : Landrigan PJ. (1990). Current issues in the epidemiology and toxicology of occupational exposure to lead. Environ Health Perspect (United States); 89 p61-66

86 Zitat in : Landrigan, P. J.: 'Current issues in the epidemiology and toxicology of occupational exposure to lead', Environmental Health Perspectives, 1990, 89: 61 – 66

87 Zingsheim, N.: ‚ADR (Alternative Dispute Resolution) nach japanischcm Recht unter besonderer Berücksichtigung der Beilegung ziviler Streitigkeiten über Umweltverschmutzung', Dissertation Universität Bonn, 2003

88 Farrer, L. A.; Cupples, L. A.; Haines, J. L. et al.: 'Effects of age, sex, and ethnicity on the association between apolipoprotein E genotype and Alzheimer disease. A meta-analysis', APOE and Alzheimer Disease Meta Analysis Consortium, Journal of the American Medical Association, 1997, 278(16): 1349 – 1356

89 Smith, M. A.; Perry, G.: 'Free radical damage, iron, and Alzheimer's disease', Journal of Neurological Science, 1995, 134: 92 – 94

90 Montgomery, E. B.: 'Heavy metals and the etiology of Parkinson's disease and other movement disorders', Toxicology, 1995, 97(1-3): 3 – 9

91 Medrado-Faria, M. D.; de Almeida, J. W. et al.: 'Nervous system cancer mortality in an industrialized area of Brazil 1980-1993', Arquivos de Neuro-Psiquiatria, 2000, 58(2B): 412 – 417

92 Al-Saleh, I. et al.: ,Levels of cadmium, lead, and mercury in human brain tumors', Biological Trace Elements Research, 2001, 79(3): 197 – 203

93 Geier, D. A.; Geier, M. R.: 'A meta-analysis epidemiological assessment of neurodevelopmental disorders following vaccines administered from 1994 through 2000 in the United States', Neurological Endocrinological Letters, 2006, 27(4): 401 – 413

94 Tomljenovic, L.; Shaw, C. A.: 'Do aluminum vaccine adjuvants contribute to the rising prevalence of autism?', Journal of Inorganic Biochemistry, 2011, 105(11): 1489 – 1499

95 Havarinasab, S.; Pollard, K. M.; Hultman, P.: 'Gold- and silver-induced murine autoimmunity--requirement for cytokines and CD28 in murine heavy metal-induced autoimmunity', Clinical and Experimental Immunology, 2009, 155(3): 567 – 576

96 Ingalls, T.: 'Clustering of multiple sclerosis in Galion, Ohio,1982–1985', American Journal of Forensic Medical Pathology, 1989, 10: 213 –215

97 Siblerud, R. L.; Kienholz, E.: 'Evidence that mercury from silver fillings may be an ethiological factor in multiple sclerosis', Science of Total Environment; 1994, 142: 191 – 205

98 Prochazkova, J.; Sterzl, I. et al.: 'The beneficial effect of amalgam replacement on health in patients with autoimmunity', Neuroendocrinological Letters, 2004, 25(3): 211 – 218

99 Nobis, H. G.; Rolke, R.: ,Herausforderung Schmerz', Deutsche Schmerz-gesellschaft e.V., 2012, http://www.dgss.org/patienteninformationen/herausforderung-schmerz/

100 Meggs, W. J.: 'Neurogenic Switching: A Hypothesis for a Mechanism for Shifting the Site of Inflammation in Allergy and Chemical Sensitivity', Environmental Health Perspectives, 1995, 103: 54 – 56

101 Kramer, M. S.; Cutler, N. et al.: ,Distinct mechanism for antidepressant activity by blockade of central substance P receptors', Science, 1998, 281(5383): 1640 – 1645

102 Parliamentary Assembly - COUNCIL OF EUROPE: Resolution 1816 (2011) – Health hazards of heavy metals and other metals. http://www.assembly.coe.int/Mainf.asp?link=/Documents/AdoptedText/ta11/ERES1816.htm

Register

Hausputz für den Körper

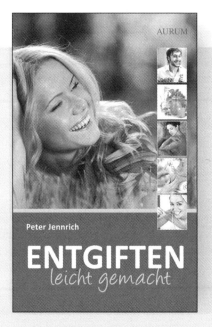

Dieser kleine Ratgeber gibt Ihnen einen Einblick über die Schadstoff- und Schwermetallbelastung unserer Nahrung und zeigt auf, wie Sie durch eine bewusste Ernährung, die Anwendung von Heilpflanzen, die Zubereitung verschiedener Sorten Heilessig, mit Hilfe von ätherischen Ölen und Schüßler-Salzen und durch die Selbstbehandlung von Reflexzonen Ihre Entgiftungsorgane pflegen und unterstützen können. Er ist als Hilfe zur Selbsthilfe gedacht und voller Anregungen.

Peter Jennrich
Entgiften leicht gemacht
196 Seiten, Broschur
ISBN 978-3-89901-788-5

Gesund und vital

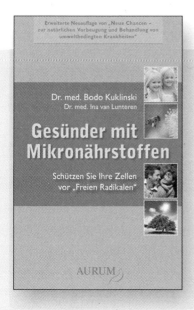

Ein Buch voll lebenswichtiger Informationen zu Mikronährstoffen, die unsere Zellen vor Umweltgiften schützen.

Mit großer Fachkenntnis vermitteln Bodo Kuklinski und Ina van Lunteren dem Leser Hilfe zur Selbsthilfe und zeigen einen eigenverantwortlichen Umgang mit Vitaminen, Mineralien und Spurenelementen, die helfen können, Umweltgifte zu neutralisieren und den Körper gesund und vital zu erhalten.

Ein wichtiges Buch, welches neue, nebenwirkungsfreie und für den Leser kostengünstige Möglichkeiten eröffnet.

Dr. med. Bodo Kuklinski
Gesünder mit Mikronährstoffen
Zellschutz mit Anti-Oxidantien
376 Seiten, Broschur
ISBN 978-3-89901-386-3

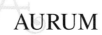

AURUM
www.aurum.de

Altes Wissen NEU! **Wilde Freiheit**
Meditation Kreativität Spirituelle Lebenspraxis
Eltern&Kinder · · · · · · · · · · · · · · · · Gesundheit
Universelles · **AURUM** · Sinnfindung
Bewusstsein · · · · · · · · · · · · · · · Yoga **Mystik**
Persönlichekeitsentwicklung Hochsensibilität
Buddhismus Heute! Weisheit der Natur
Traditionelle Wege Big Mind

Mit Liebe fürs Detail und für die Umwelt

Bei der Auswahl der Inhalte, die wir präsentieren, achten
wir auf Originalität, Kompetenz, Praxisrelevanz und Qualität.
So können wir mit Herz und Seele hinter unseren Büchern,
Hörbüchern, Filmen und den anderen Produkten stehen,
die wir mit viel Liebe und Aufmerksamkeit bis ins letzte
Detail fertigen.

Wir leisten einen aktiven Beitrag zum Umweltschutz
und verbrauchen nur wirklich notwendige Ressourcen —
so sparsam wie möglich. Wir drucken überwiegend auf 100%
Recyclingpapier oder produzieren unsere Titel klimaneutral.
99% unserer Fertigung findet in Deutschland statt, so haben
wir kurze Transportwege und unterstützen die lokale
Wirtschaft.

Inspirationen, interessante und wertvolle Neuigkeiten,
Wahres, Schönes & Gutes sowie wichtige Termine
können Sie regelmäßig in unserem Newsletter erfahren
oder hier: **www.facebook.com/weltinnenraum**

weltinnenraum.de

J.Kamphausen | Mediengruppe